我的第一套启蒙百科全书

# 我的身体

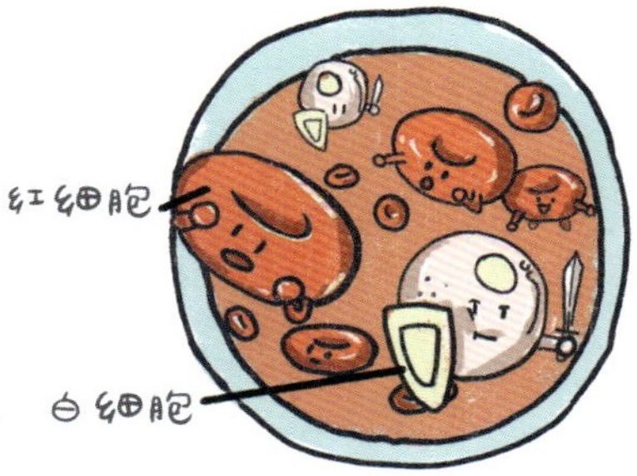


于启斋◎编著
梦堡文化◎绘

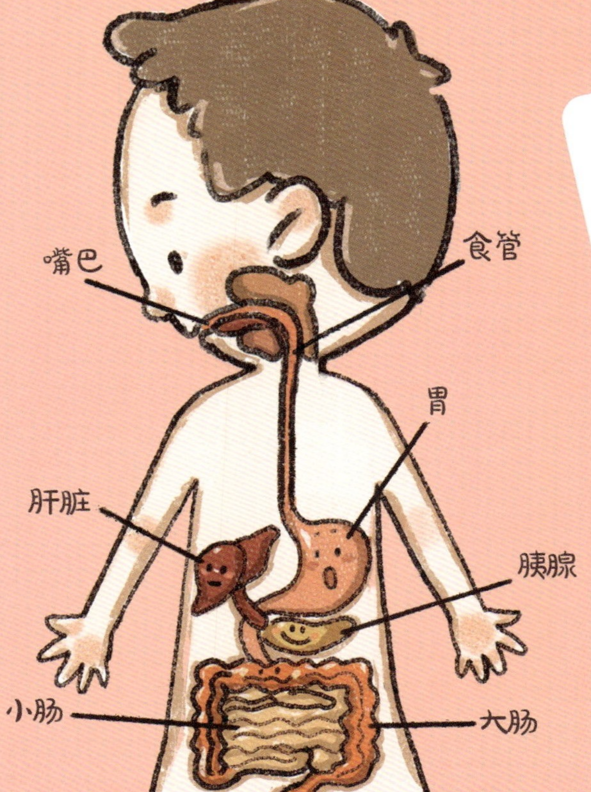




吉林科学技术出版社

图书在版编目（CIP）数据

我的身体 / 于启斋编著. -- 长春 : 吉林科学技术出版社, 2023.6
（我的第一套启蒙百科全书）
ISBN 978-7-5578-9225-8

Ⅰ. ①我… Ⅱ. ①于… Ⅲ. ①人体—儿童读物 Ⅳ. ①R32-49

中国版本图书馆CIP数据核字(2022)第010618号

我的第一套启蒙百科全书
**我的身体**
WODE SHENTI

编　　著　于启斋
副 主 编　赫雨桐　钱宇琦　高荣林
　　　绘　梦堡文化
出 版 人　宛　霞
责任编辑　金钟女　樊莹莹
封面设计　长春美印图文设计有限公司
制　　版　长春美印图文设计有限公司
幅面尺寸　226 mm×240 mm
开　　本　12
印　　张　5
字　　数　65千字
页　　数　60
印　　数　1-6 000册
版　　次　2023年6月第1版
印　　次　2023年6月第1次印刷

出　　版　吉林科学技术出版社
发　　行　吉林科学技术出版社
地　　址　长春市福祉大路5788号出版集团A座
邮　　编　130118
发行部传真 / 电话　0431-81629529　81629530　81629231
　　　　　　　　　81629532　81629533　81629534
储运部电话　0431-86059116
编辑部电话　0431-81629518
印　　刷　辽宁新华印务有限公司

书　　号　ISBN 978-7-5578-9225-8
定　　价　29.90元

# 目录

CONTENTS

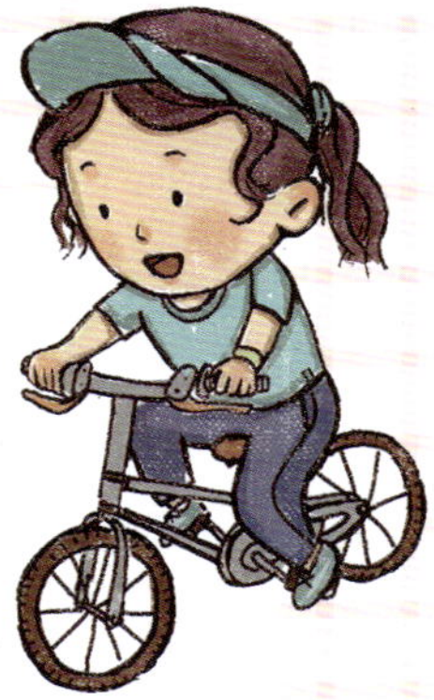



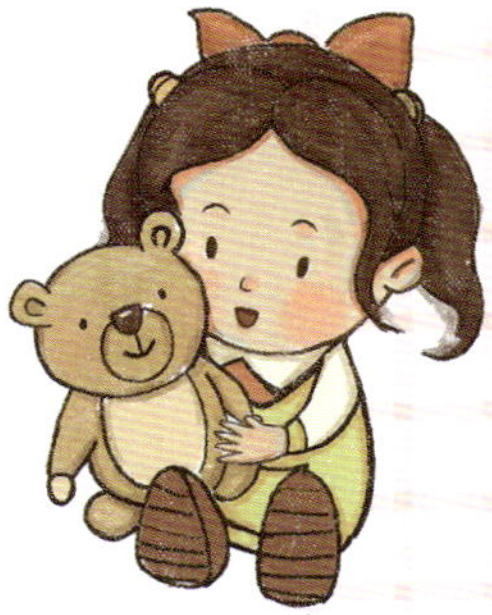

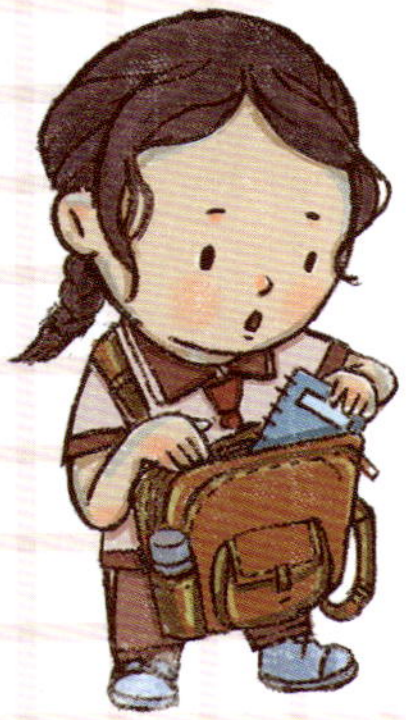

# 我从哪里来

每一个宝宝的出生，都与爸爸和妈妈有关。妈妈十月怀胎后，宝宝出生了，从此开始了漫长的人生之旅。

## 爱情的伟大

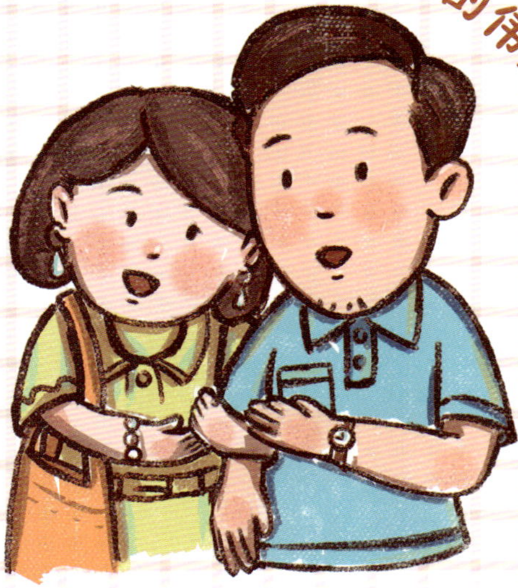

爸爸和妈妈相爱了，并步入了婚姻的殿堂。爸爸的精子和妈妈的卵细胞在妈妈的输卵管里相遇了，形成受精卵。受精卵最后移动到妈妈的子宫里，在那里安家并发育。

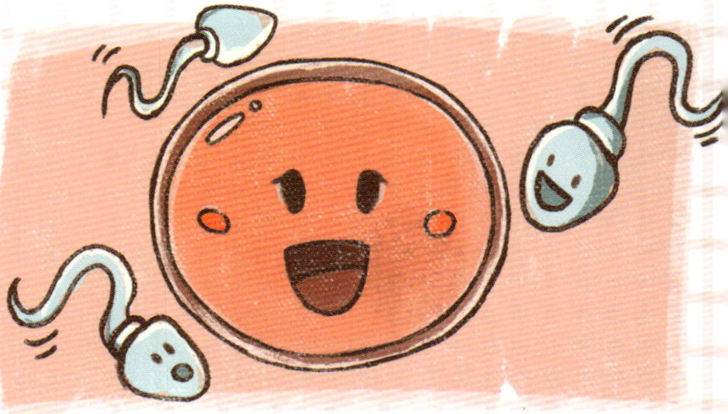

啊，爸爸的精子像蝌蚪，妈妈的卵细胞像一个球。

## 胚胎的发育

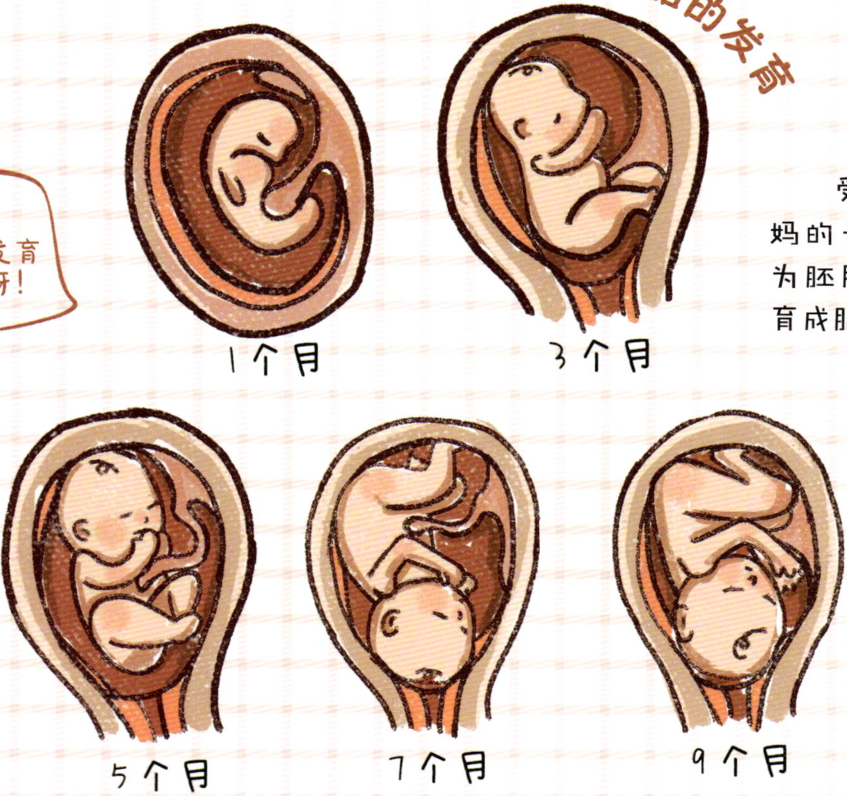


啊！胎儿的发育不容易呀！

受精卵在妈妈的子宫里成长为胚胎，逐渐发育成胎儿。

## 十月怀胎

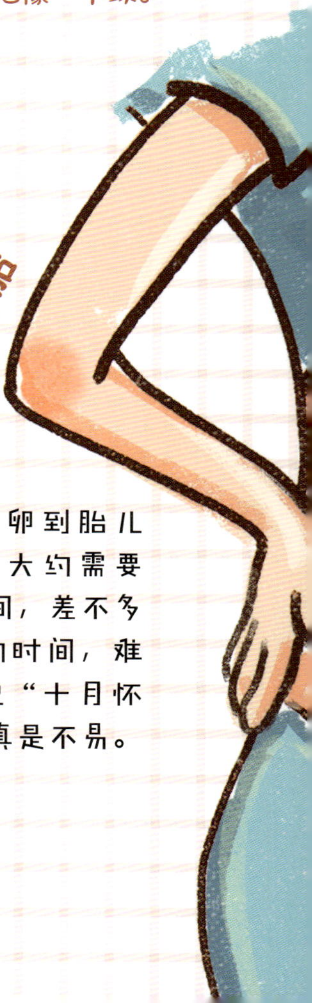

从受精卵到胎儿发育成熟，大约需要280天的时间，差不多是10个月的时间，难怪人们常说“十月怀胎”，怀胎真是不易。

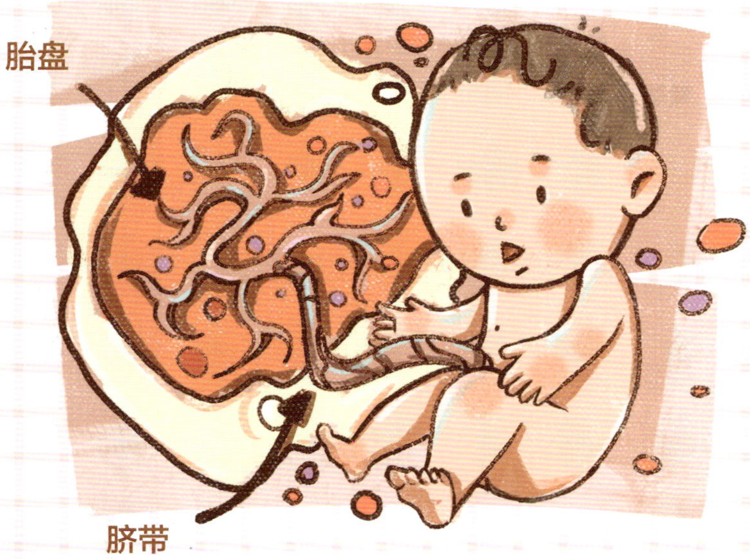


## 胚胎营养的供应

胎儿形成后，营养的供应主要靠脐带，脐带是连接母体与胎儿的桥梁。胎儿从这里获得营养物质和氧气，又把自己产生的废物和二氧化碳运走，通过母体排出。

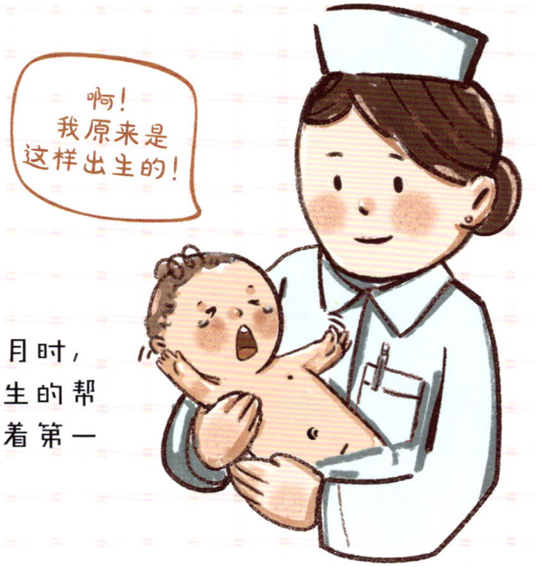


## 宝宝出生了

当胎儿发育接近10个月时，妈妈就会前往医院，在医生的帮助下，一个鲜活的生命随着第一声啼哭就诞生了。

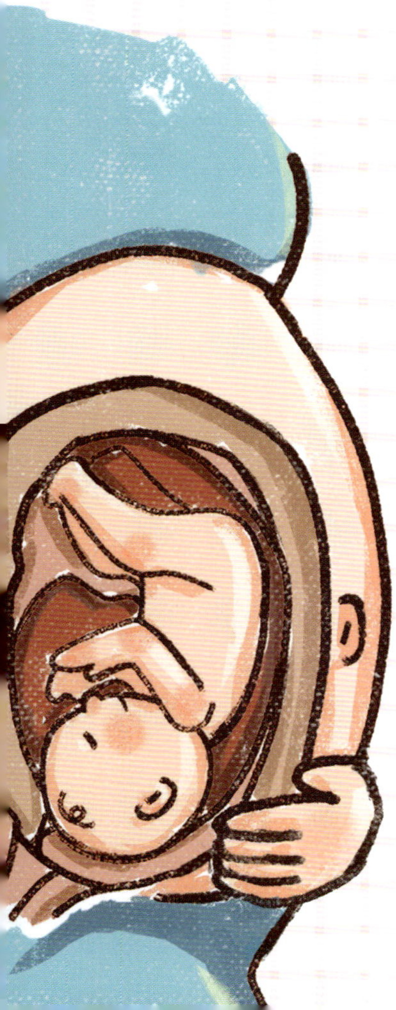

## 剪断脐带形成肚脐

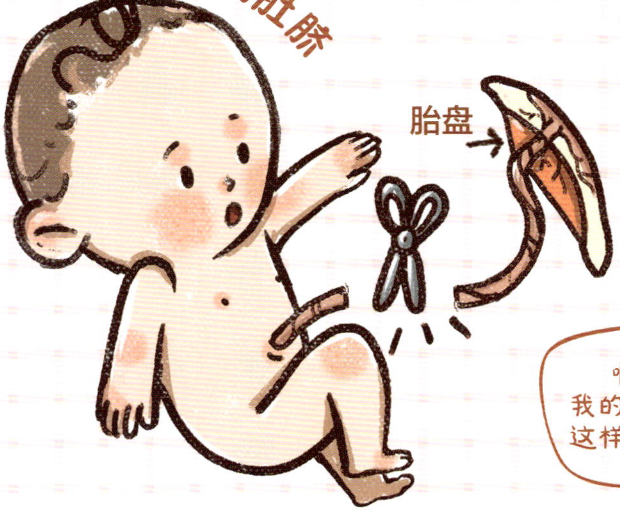


宝宝出生后，医生用消过毒的剪刀，将一头连在妈妈身上另一头连在宝宝身上的脐带剪断。但宝宝肚子上的脐带还要保留一段，当脐带干燥脱落后，就会在宝宝肚子上留下一个肚脐。

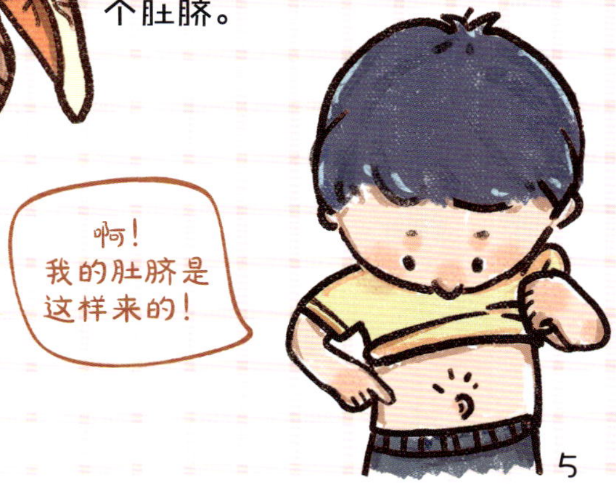

# 出生后的成长

从婴儿到成人，需要很长的成长历程。我们会经历很多身体带来的变化。身高不断增长，体重也在增长，其他方面的变化都会伴随着成长而来。

## 新生儿

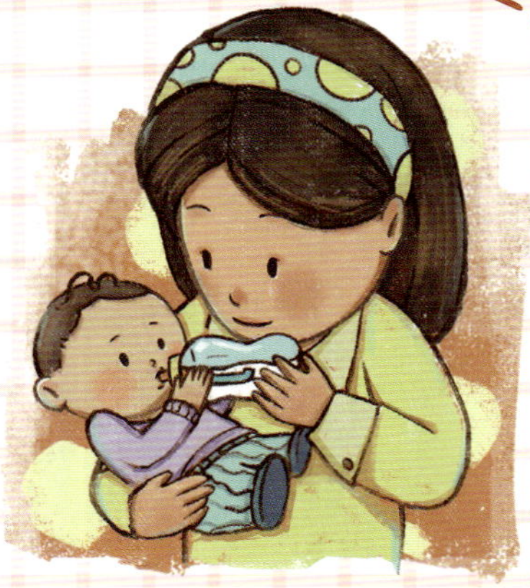

婴儿出生后，立刻投入到了子宫外的生活，对一切需要慢慢适应。最初会依靠最基本的本能——哭来获得关注。饿了哭会获得母亲的乳头吮奶，保证自己最基本的生活需求。

当婴儿6个月左右大时，就能坐起来，手拿奶瓶喝奶。随着成长，动手能力不断增强。

## 正常身高·侏儒·巨人

人的生长与大脑里一个叫垂体的结构有关。垂体很小，如豌豆般大小，能够分泌生长激素，促进我们的生长。一旦生长激素分泌过少，就会患侏儒症；分泌过多，就会患巨人症。

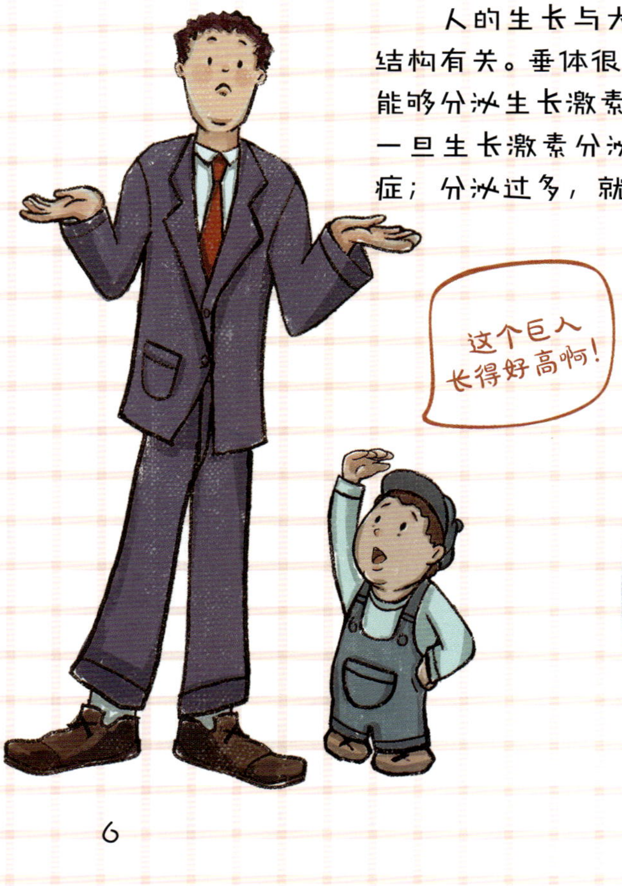
这个巨人长得好高啊!

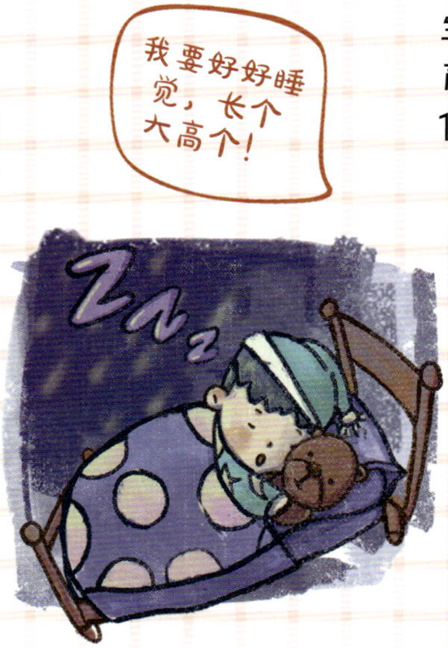
我要好好睡觉，长个大高个!

## 自己的生长

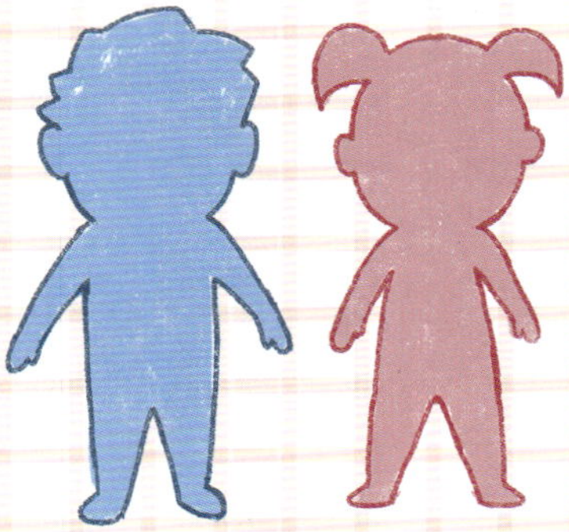

男孩和女孩的体型

从婴儿出生到2岁的时候，是身体快速生长的阶段。之后，身体的生长就会减慢。到12岁左右，身体就会进入另一个快速生长阶段，身高、肌肉、体重、声音和皮肤等都会发生很大的变化。这就是进入了青春期。

## 合理的睡眠

当你晚上睡觉的时候，身体会在睡眠中悄悄生长。所以，要保证足够的睡眠时间。

3～5岁的孩子应该睡11～12小时。学龄期儿童，也就是6～12岁的孩子，一般来说每天应该保证9～10小时的睡眠。

## 人体发育的几个时期

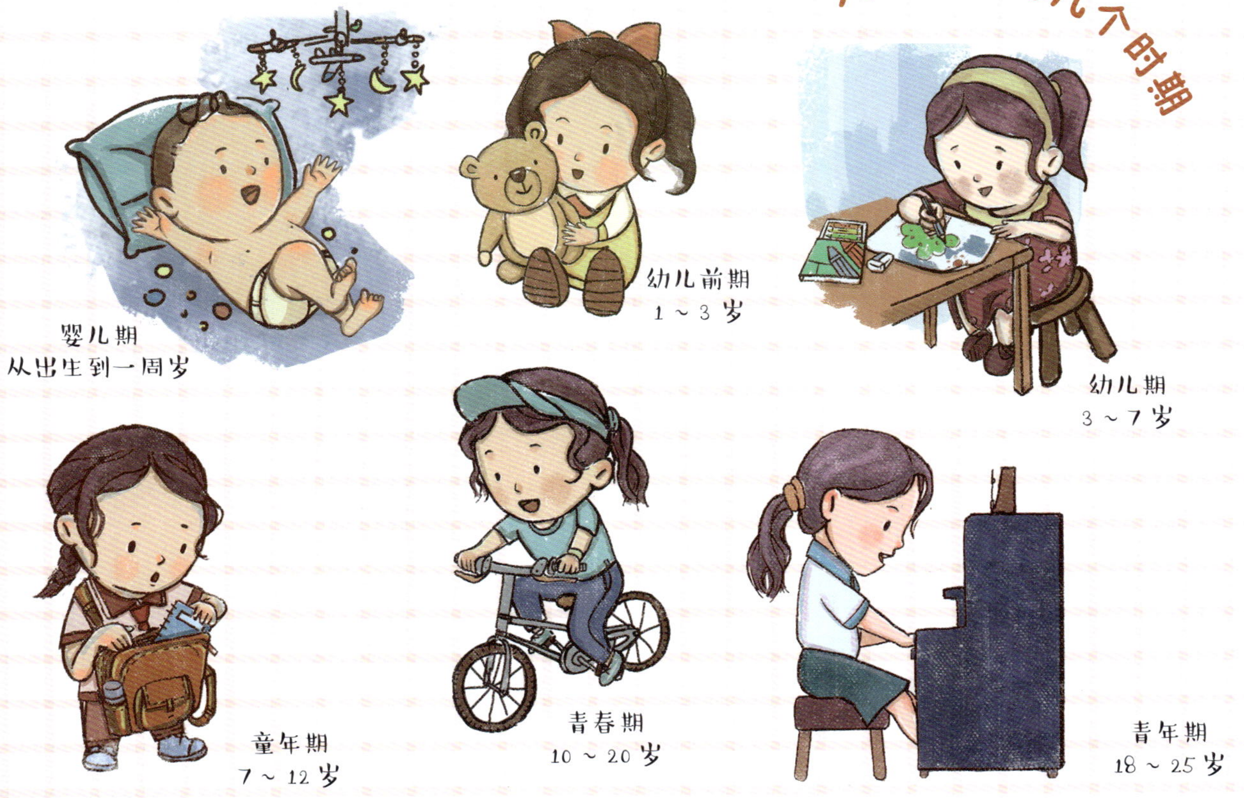
婴儿期
从出生到一周岁
幼儿前期
1 ~ 3 岁
幼儿期
3 ~ 7 岁
童年期
7 ~ 12 岁
青春期
10 ~ 20 岁
青年期
18 ~ 25 岁

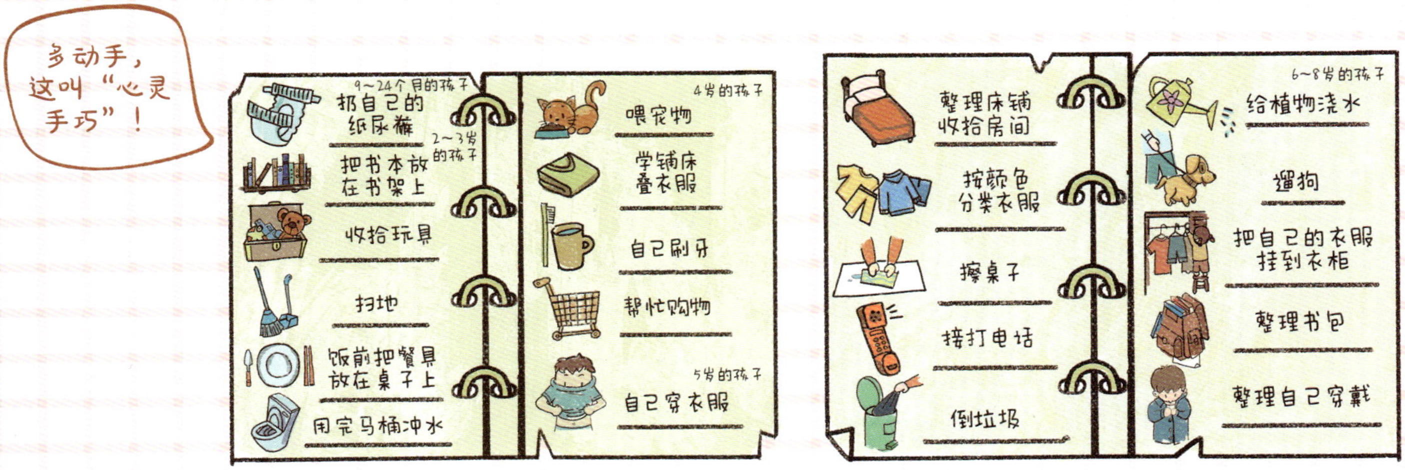
多动手，
这叫“心灵
手巧”！
9~24个月的孩子
扔自己的
纸尿裤
2~3岁
的孩子
把书本放
在书架上
收拾玩具
扫地
饭前把餐具
放在桌子上
用完马桶冲水
4岁的孩子
喂宠物
学铺床
叠衣服
自己刷牙
帮忙购物
5岁的孩子
自己穿衣服
整理床铺
收拾房间
按颜色
分类衣服
擦桌子
接打电话
倒垃圾
6~8岁的孩子
给植物浇水
遛狗
把自己的衣服
挂到衣柜
整理书包
整理自己穿戴

## 成长中需要适当做家务

孩子的成长是所有因素累加的过程，在成长道路上的每一小步，对孩子未来的影响都十分巨大，即便是做家务这件小事，也不能小瞧。

# 熟悉身体的结构

观察下面的人体结构图，熟悉一下自己的身体。你可以对照自己的身体，说出各部位的名称吗？

## 人体各部位的名称

哇！
我要记住身体
各部位的名称，
免得搞错！

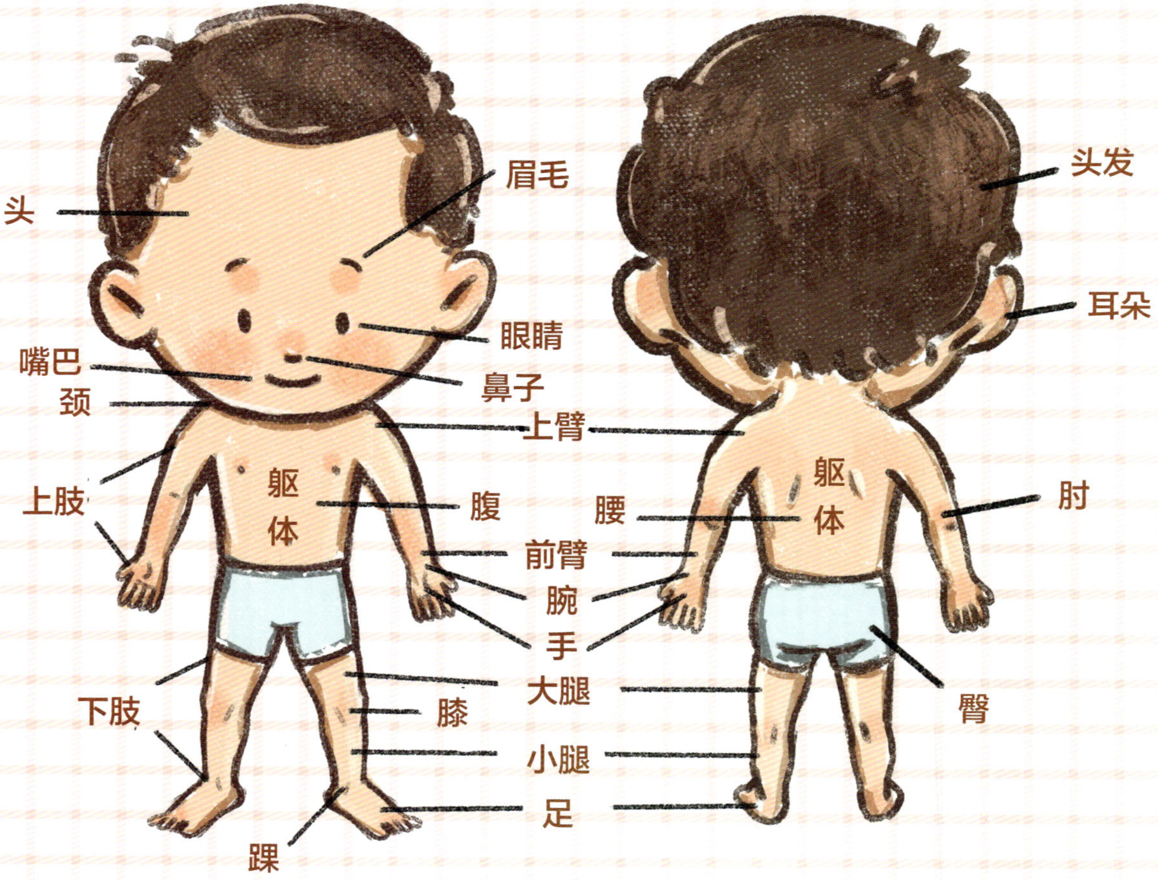

## 人体内的腔

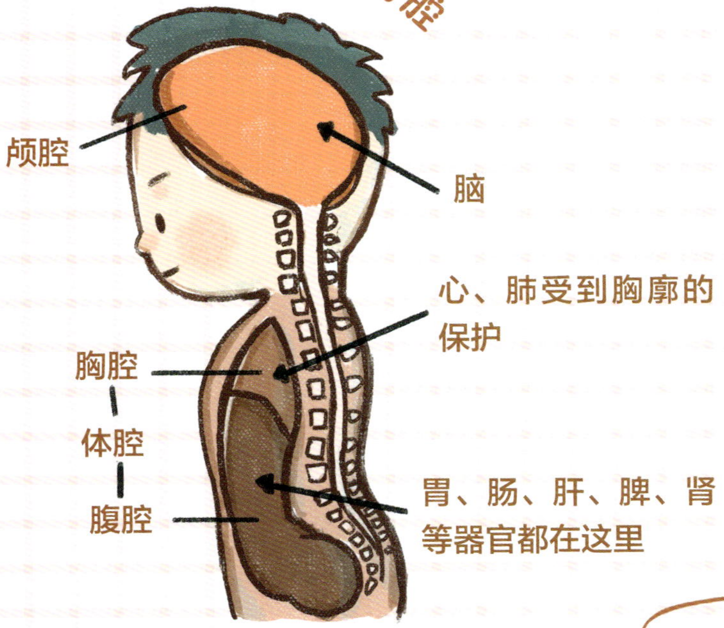


## 人体的内部器官

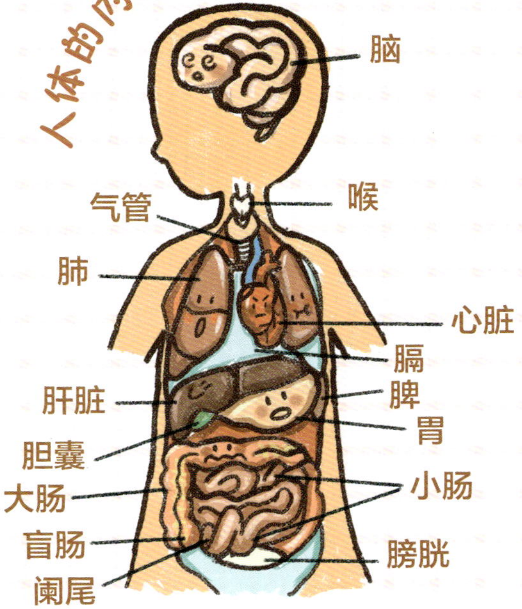


## 人的体型

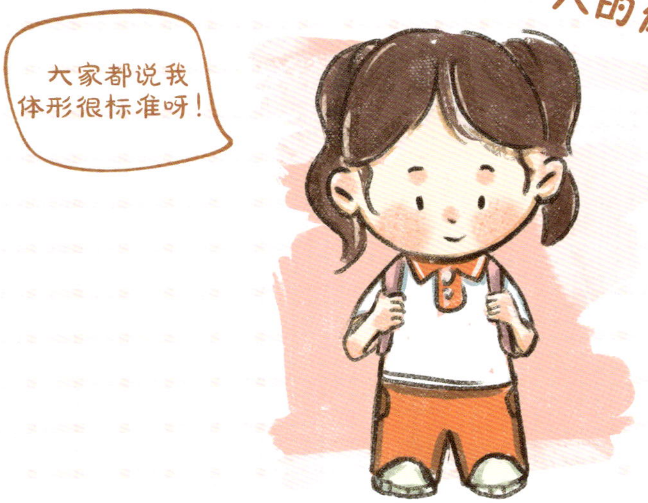
大家都说我
体形很标准呀！

从外形看，人的下肢比上肢粗壮，这样利于支撑体重。上肢适于完成灵巧动作。下肢是两条腿和两只脚，支撑着人的躯干。在人的躯干两侧各有一条手臂，手臂的下端就是手了。躯干的上端是人的头和颈，人的面部相对扁平。

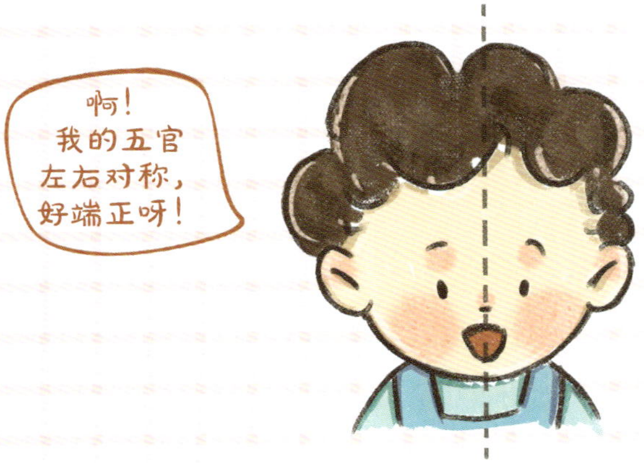
啊！
我的五官
左右对称，
好端正呀！

## 对称和不对称

对称能够给人一种圆满、匀称的美感。只要仔细观察便可以发现，我们身体的很多地方是对称的。以鼻子为中线，可以将身体分为对称的两部分。

人的眼睛、耳朵、手臂、手、腿、脚，以及大脑的左右两半球都是对称的。

# 身体的结构层次

人体是由细胞组成的。细胞是组成生物体的结构和功能的基本单位。一个成年人大约由50万亿个细胞组成。

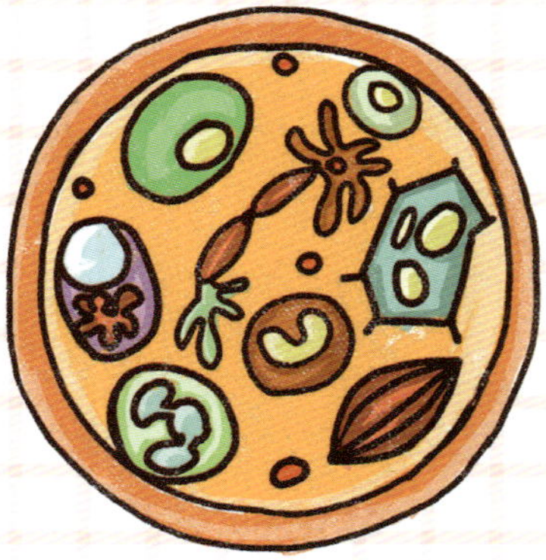

## 细胞的形态各不相同

身体不同部位的细胞，其形态是不同的。

## 动物细胞的结构

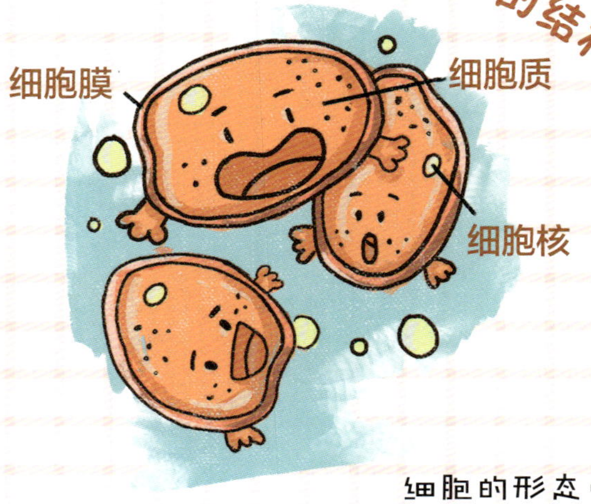


细胞的形态虽然不同，但其基本结构是相同的。

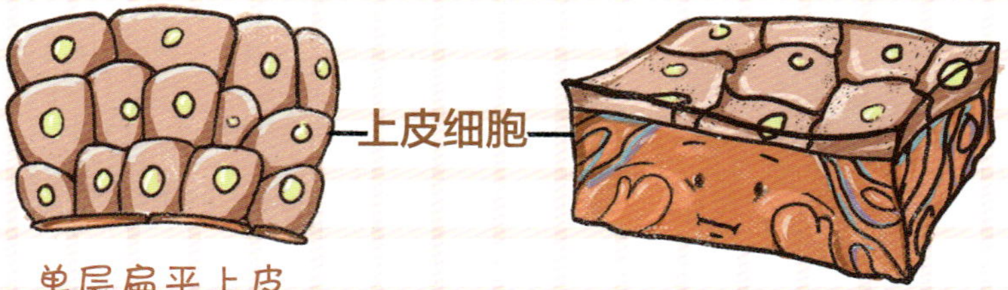


单层扁平上皮　复层扁平上皮

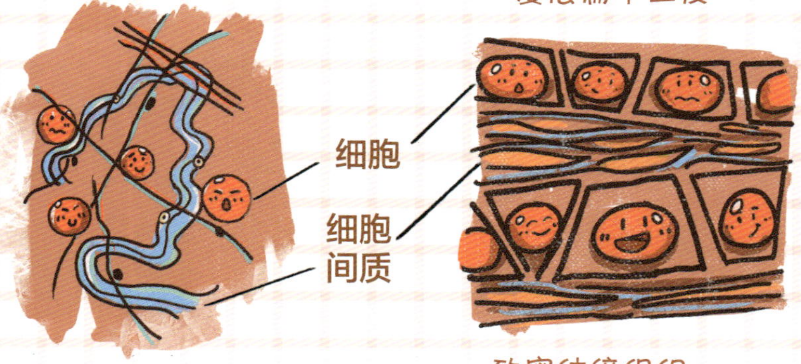


疏松结缔组织　致密结缔组织

## 组织的形成

一些形态和功能相似的细胞以及细胞与细胞之间的物质构成组织。人体有四大组织。

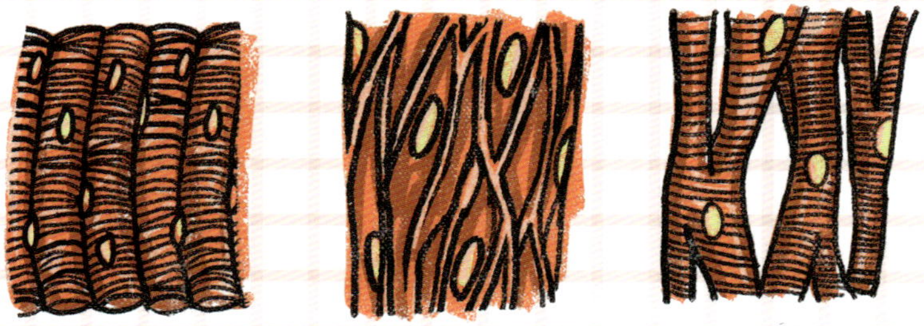

骨骼肌细胞　平滑肌细胞　心肌细胞

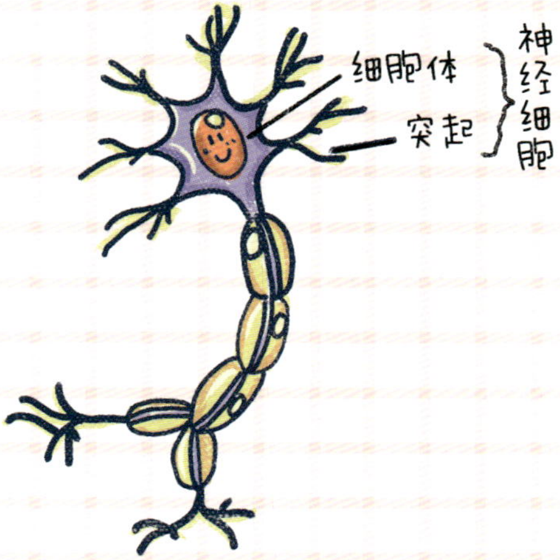

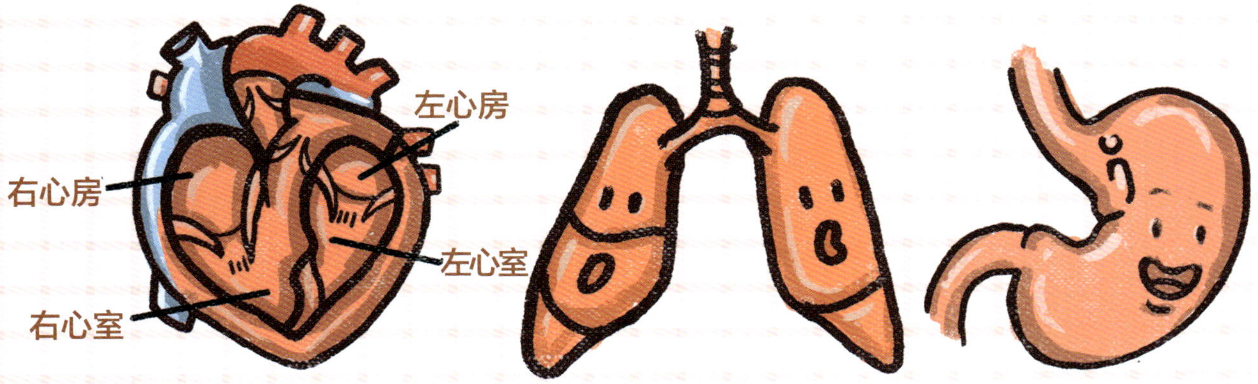


心脏　肺　胃

## 器官的形成

由几种不同的组织构成的、具有一定形态结构和生理功能的结构叫器官，如心脏、肺、胃、肠、皮肤等。

## 人体由八大系统组成

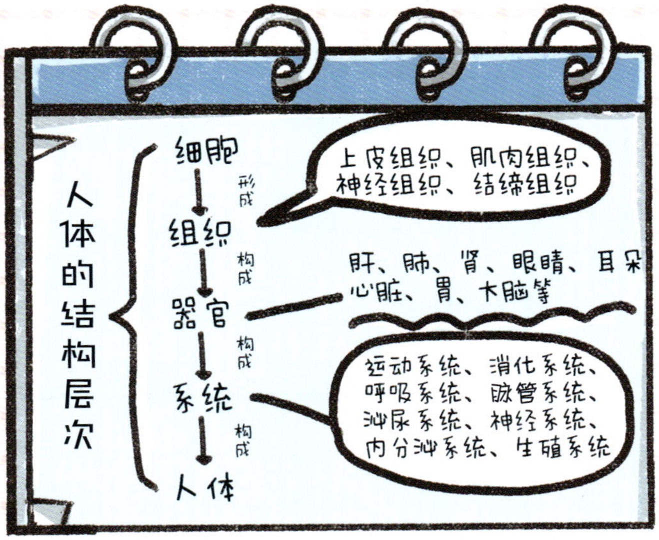


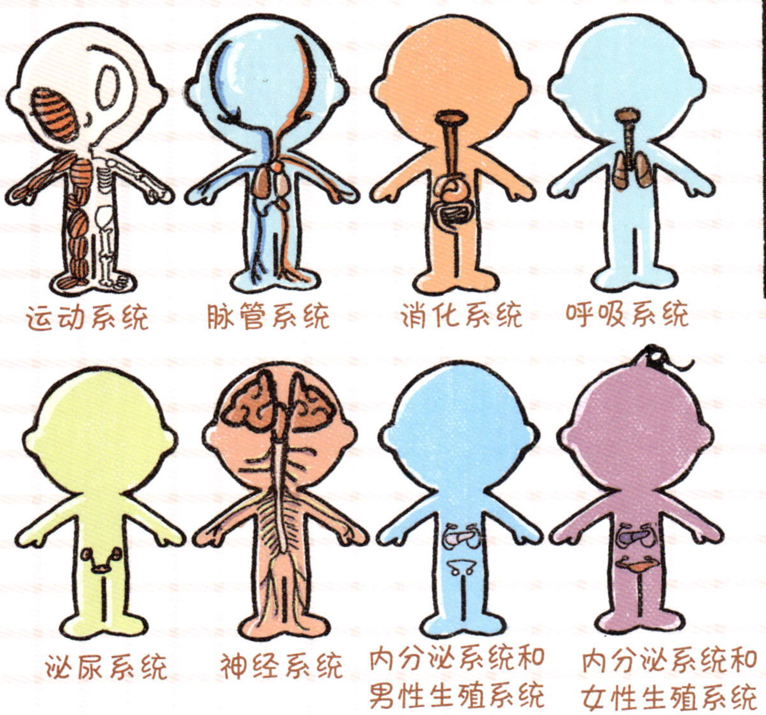


## 系统的形成

将一系列在结构和功能上有密切联系的器官联合起来，共同完成某一完整的生理功能，这些器官组成的就是系统。

# 我的骨骼

高大的建筑物，一般都用钢筋做框架，自然是起着支撑作用。人体也有“框架”——骨骼，200 多块骨头支撑着人体，使人体能够直立、弯曲、奔跑、跳跃。人体有了骨骼做支撑，才能行走自如哇！

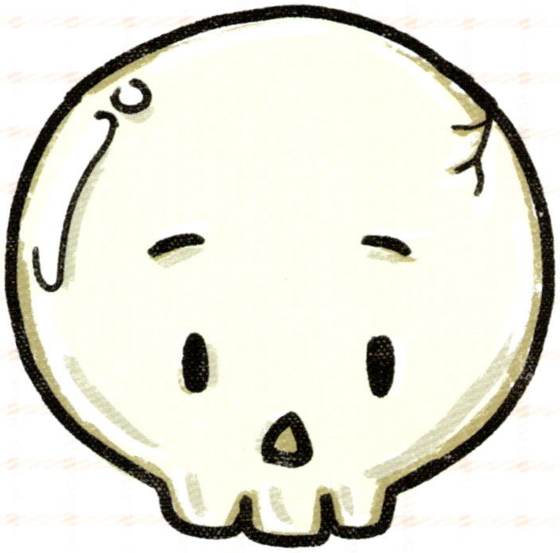

很多块骨头组成颅骨，保护着大脑。

胸椎＋胸骨＋肋骨＝胸廓，保护里面的心脏和肺，否则，心脏和肺会受到挤压。哇！胸廓对心脏和肺有重要的保护作用哟！

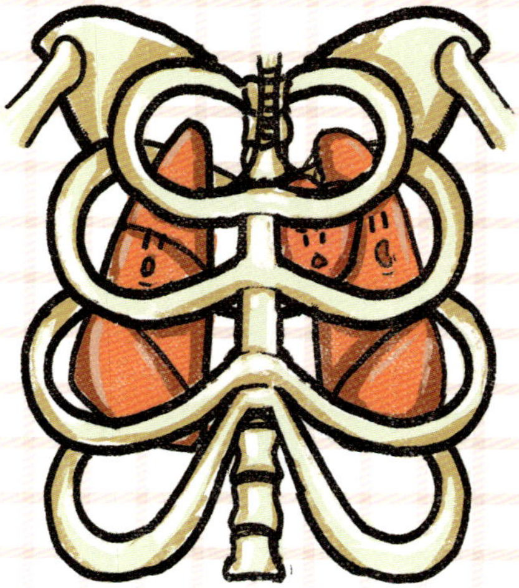

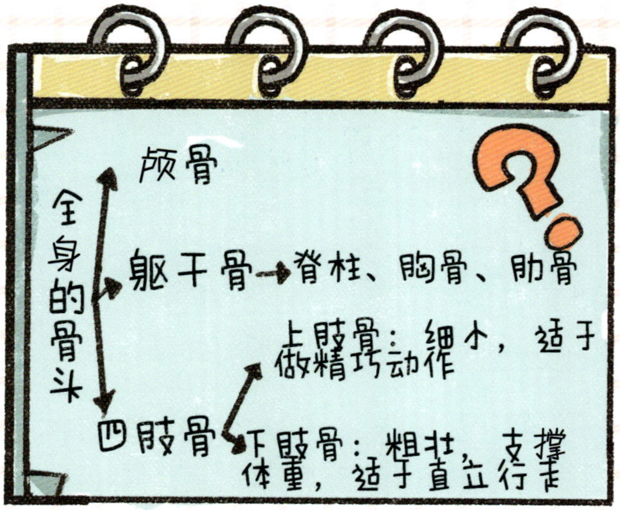


想想看，对不对呀？

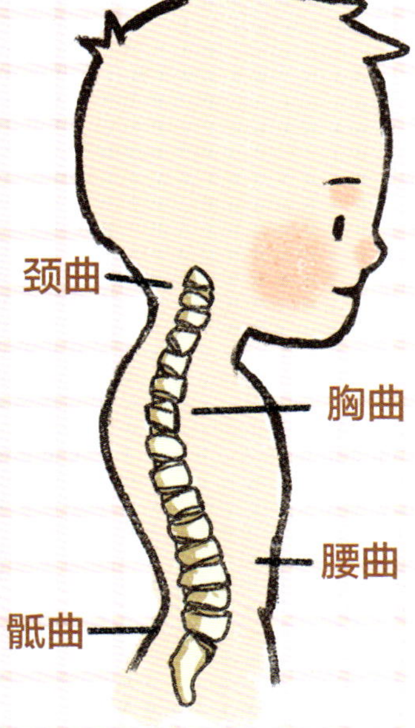


四个生理弯曲能增加脊柱本身的弹性，减轻对脑的震荡，有利于维持身体平衡。

哇！人体的骨骼好恐怖啊！晚上突然见到它，你会不会被吓晕？

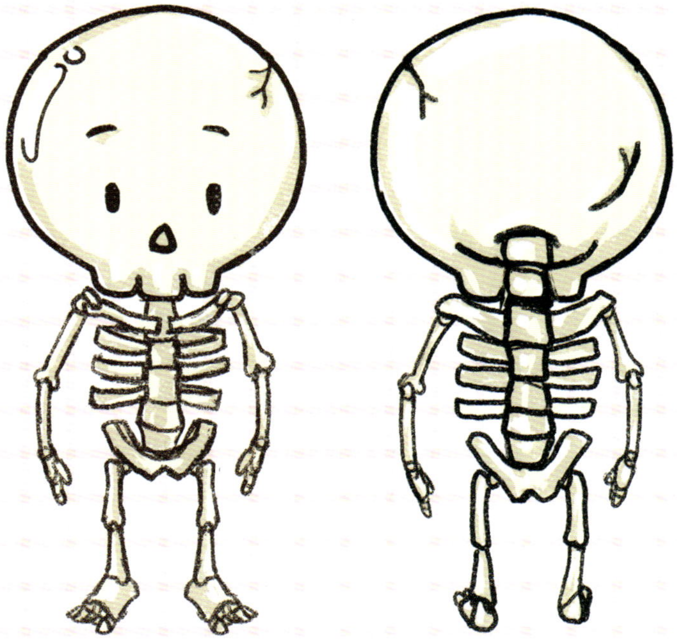

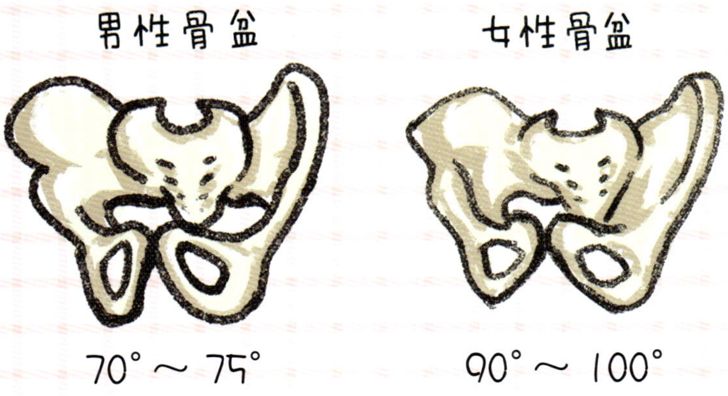


男性骨骼跟女性骨骼有些不同，尤其是骨盆，女性骨盆比男性更低、更宽。这与女性未来需要孕育胎儿有关。

最长的骨头是股骨；最小的骨头是耳朵三块听小骨中的镫骨，只有2.6～3.4毫米长，2～4.3毫克重。控制镫骨的肌肉不到0.127厘米长，是人体最小的肌肉。

看看，这块骨头样子像不像马镫？

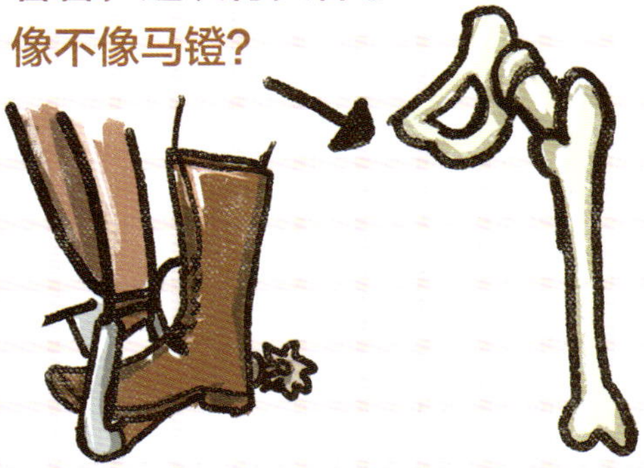

# 身上的肌肉

挥一挥自己的手臂，手臂上的肉很结实嘛！这就是你的肌肉。人体由600多块肌肉组成，约占体重的40%，表面被皮肤覆盖着。这些肌肉，可以让你实现在运动场上当冠军的梦想，协助做跑、跳等各种活动。肌肉是运动的动力。

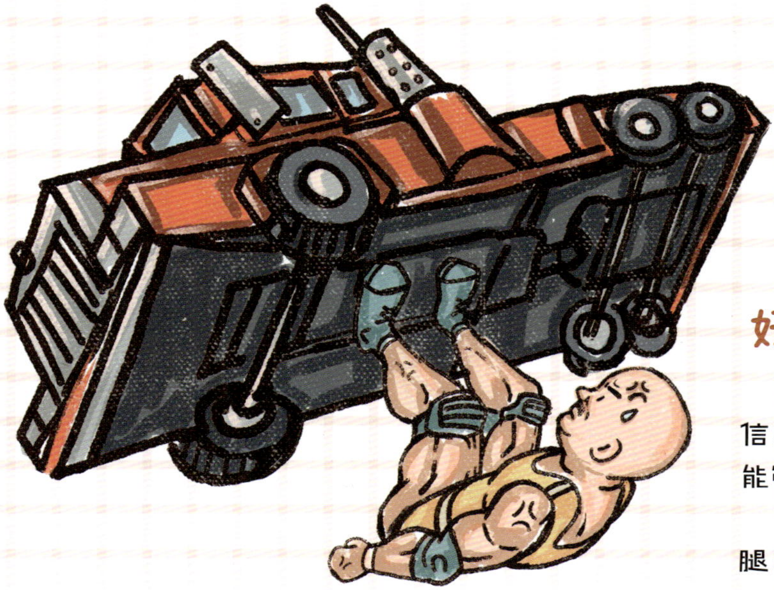

## 好大的力量

人体肌肉的力量很大，大到你可能不敢相信！尽管肌肉中的每条纤维比头发丝还细，却能够承载相当于自身重量1000倍的物体。

世界大力士杰夫·刘易斯在2003年台式腿举起了一辆37.15吨重的重型卡车。这相当于把743个50千克重的人同时举起来。这让人听起来瑟瑟发抖，真是太不可思议了了！信不信，我要超过他！

## 最大肌肉

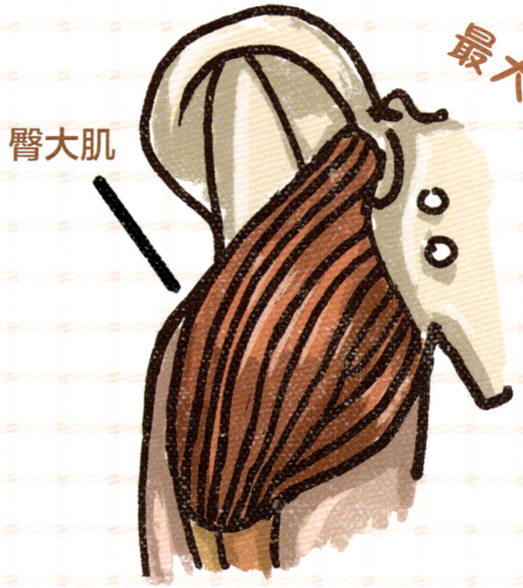


人体最大的肌肉是臀部的肌肉，也叫臀大肌，可以延伸到大腿下面。

哇，趴在我们身后暗处的肌肉竟是最大的！

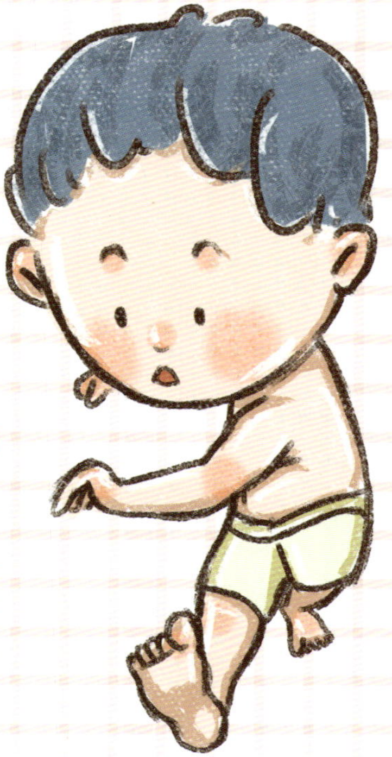

## 运动离不开肌肉

我们走、跑步、眨眼、弯腰、伸肘、手脚活动，都离不开肌肉的参与。常言道“笑一笑，十年少”，就连笑也需要十几块肌肉的参与呢！我们做每一个动作，都需要很多肌肉来协助完成。如果肌肉“罢工”了，人体就会呈现近乎“瘫痪”的状态。

哦，还真不能“得罪”肌肉呢！

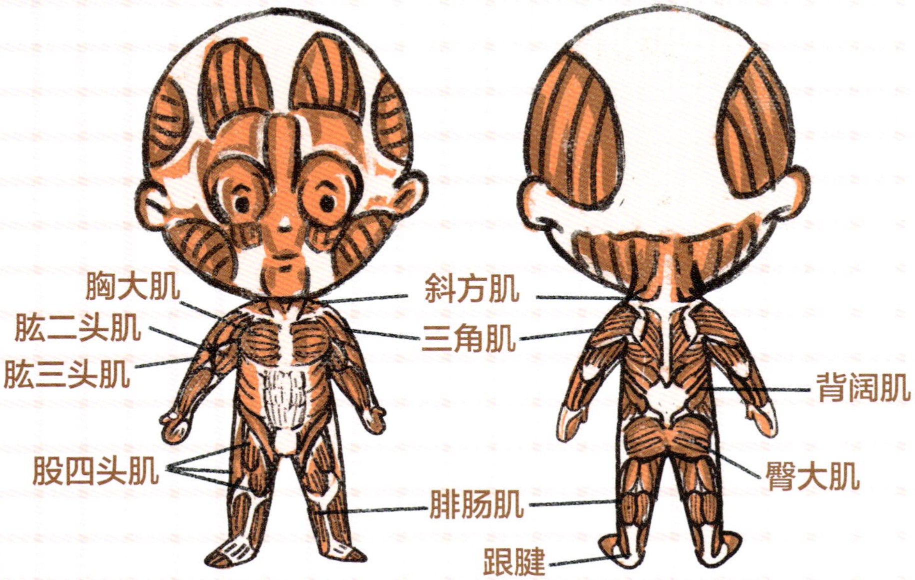


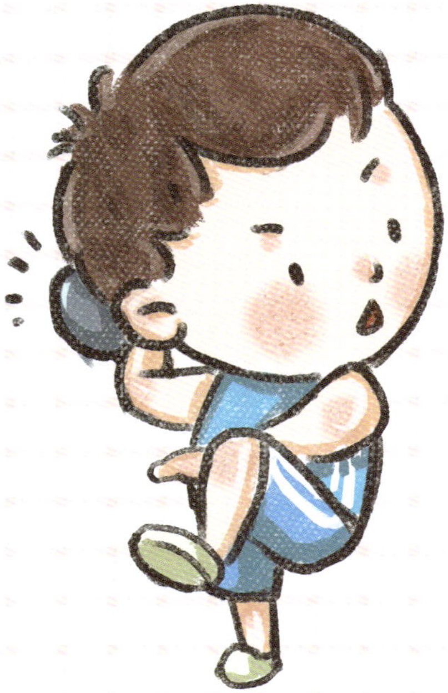

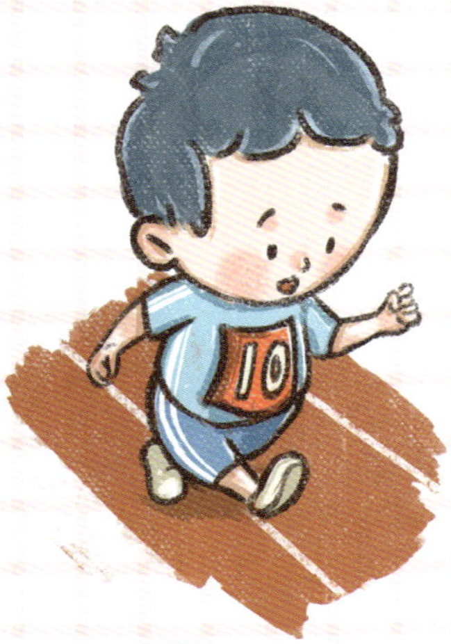

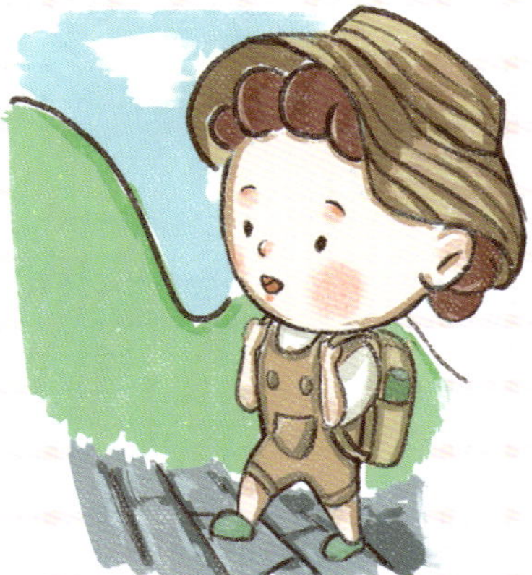

我们身上的肌肉占体重的比例要达到40%！

## 肌肉锻炼

经常锻炼的人，肌肉占身体重量的比例可达到 45% ~ 50%。我们可以参加的项目很多，如体操、跑步、爬山和游泳等，都可以让肌肉得到充分锻炼。

锻炼时，可能会感到累，这是正常的。我们需要克服困难，坚持，坚持，再坚持！

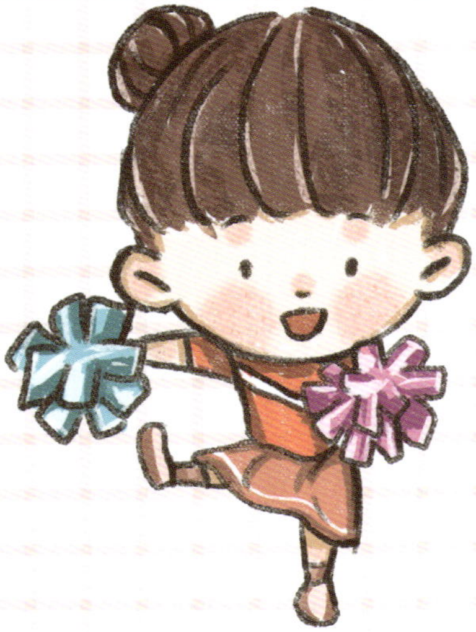

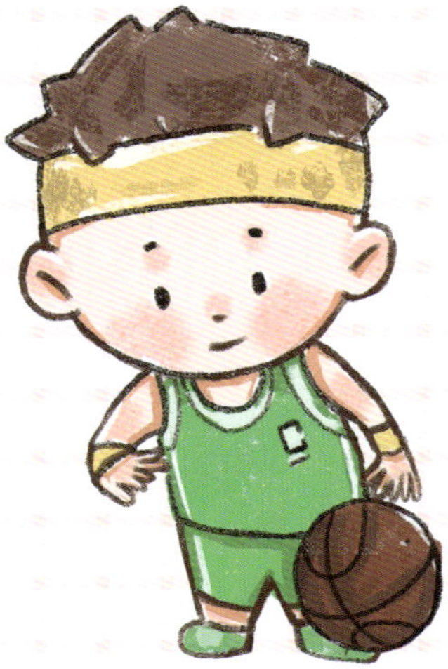

# 让身体动起来

儿童时期，正是好动闲不住的时期，喜欢活动。那好吧，来来来，让我们动起来，强健一下筋骨，让我们的身体得到更多的锻炼，茁壮成长。

## 骨连接

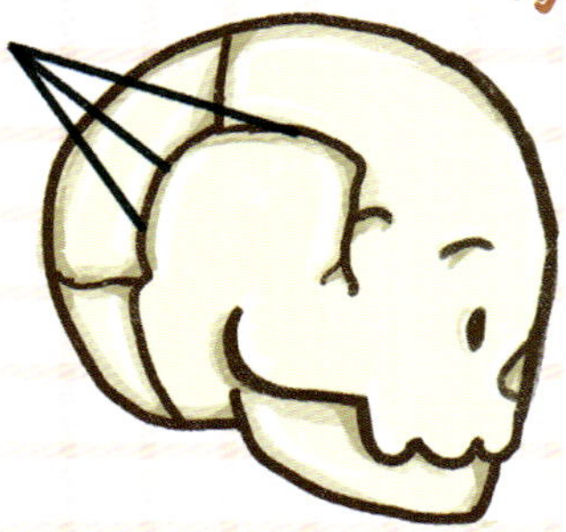


**运动主要涉及骨、骨连接和肌肉的密切配合。**

骨的种类很多，形状各异。骨连接是骨与骨之间的连接。有的稍微能够活动，如椎骨之间的连接；有的不能活动，如脑颅骨之间的连接；有的能够活动，这种骨连接叫关节，如肩关节、肘关节、指关节、膝关节等。关节可以伸缩自如呢！

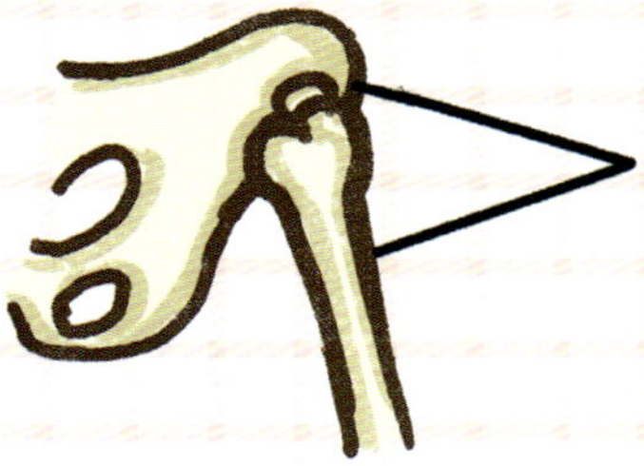


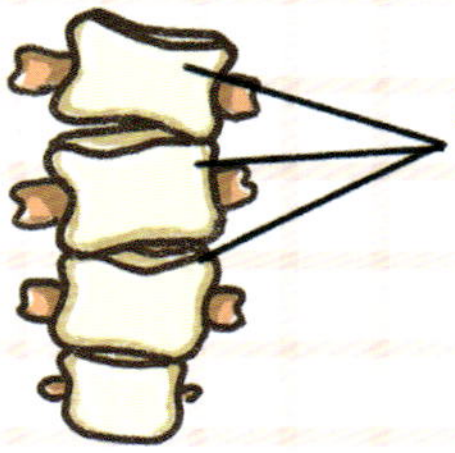


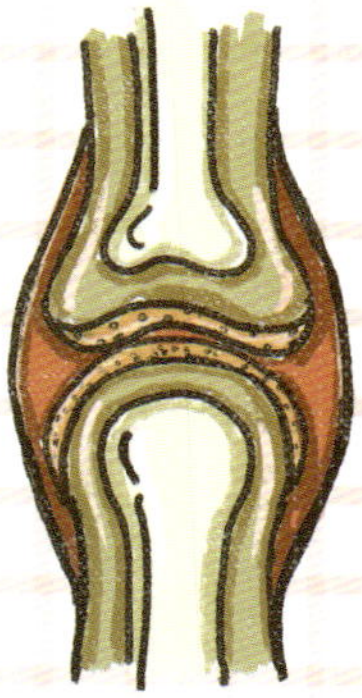

指关节

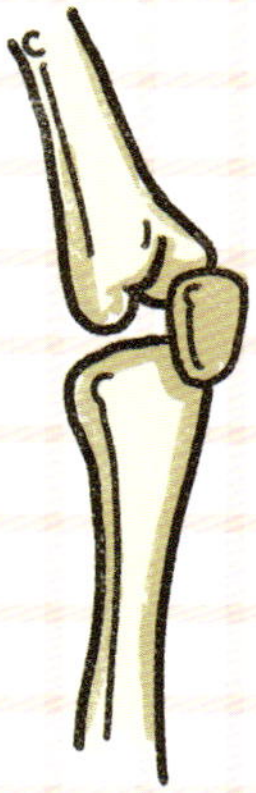

膝关节

## 肌肉拉伤

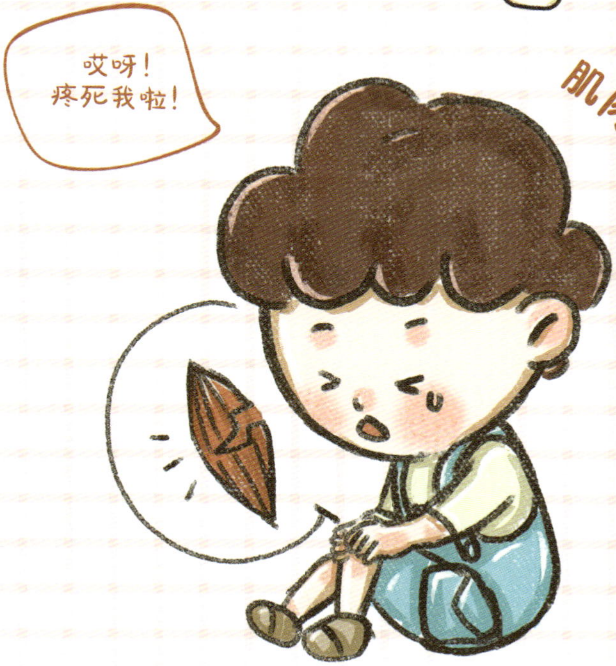


运动有时会因用力过猛导致肌肉拉伤，让人疼痛难忍。这也是身体在向你发出警告：要停下来，不要再做剧烈运动，免得再拉伤！否则，会雪上加霜，更加疼痛啊！

## 脱臼

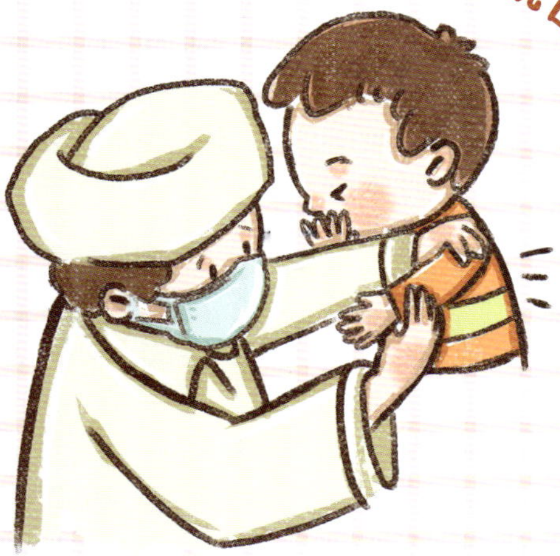


我们在剧烈运动时，因用力过猛或不慎摔倒，关节头从关节窝里滑脱出来，会出现肿胀、疼痛的症状，这叫脱臼。这时，不要再活动，需要请医生将关节复位。

## 骨折

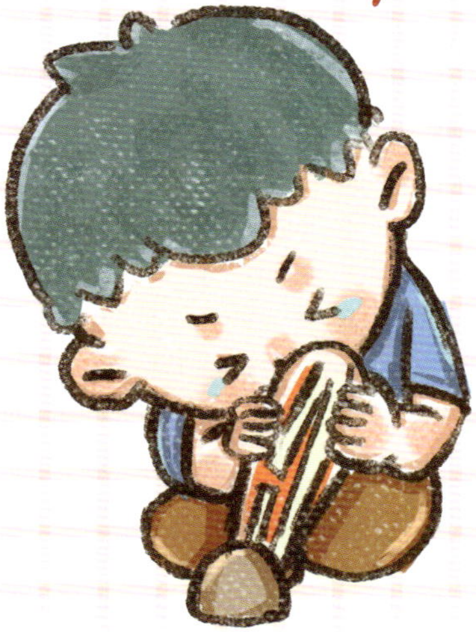


当我们不慎摔倒时，骨受到猛烈撞击，可能会发生骨折，十分疼痛。这时，不要活动，应该请医生把骨折的两端用夹板固定起来，进行接骨处理。

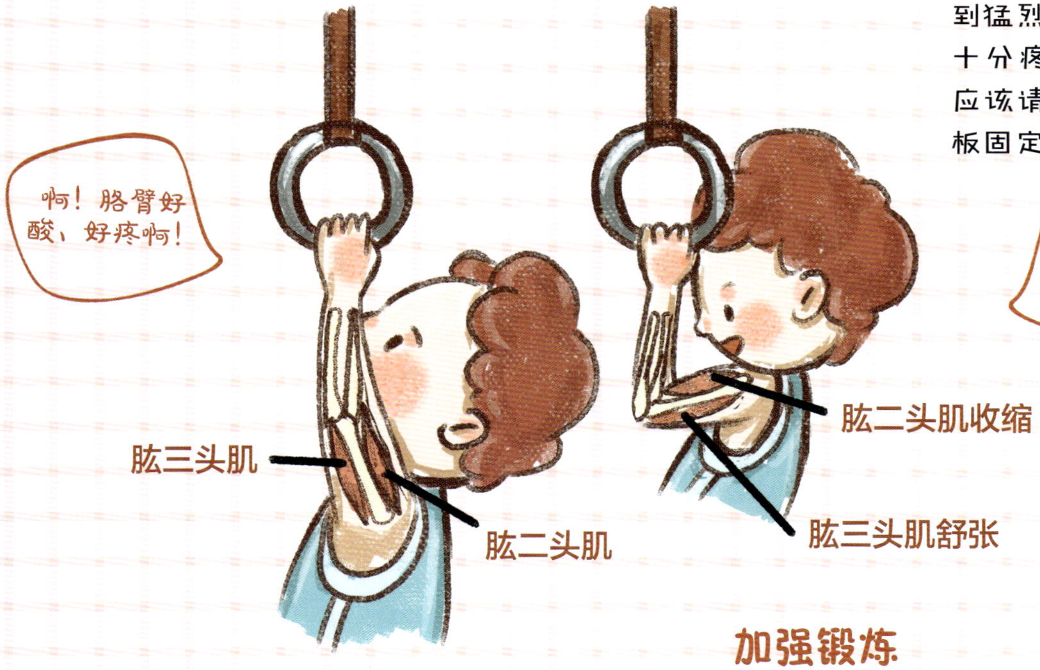


## 加强锻炼

小朋友，我们从小就应该注重锻炼，这对骨、骨连接和肌肉大有好处。

要锻炼上臂肌肉，不妨这样进行。

# 食物的消化

“人是铁，饭是钢，一顿不吃饿得慌。”我们一日三餐吃到肚子里的食物，会被慢慢消化，被吸收的营养物质会变成我们自身的物质，还会变成能量来支持我们的生命活动，如干一些力气活。不能被消化的食物残渣，会变成便便被排出体外。这就是人体的消化。

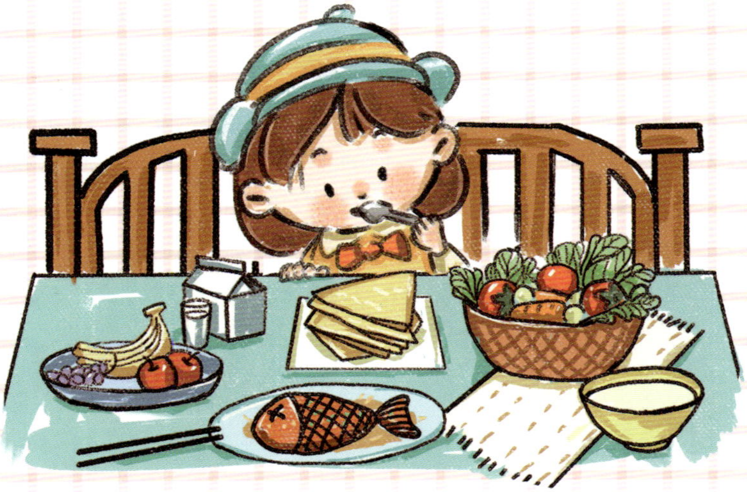

## 哇！这些食物真好吃

餐桌上的食物，如鱼、畜禽肉、鸡蛋饼、蔬菜、瓜果、豆浆、酸奶都适合自己的口味，真好吃！

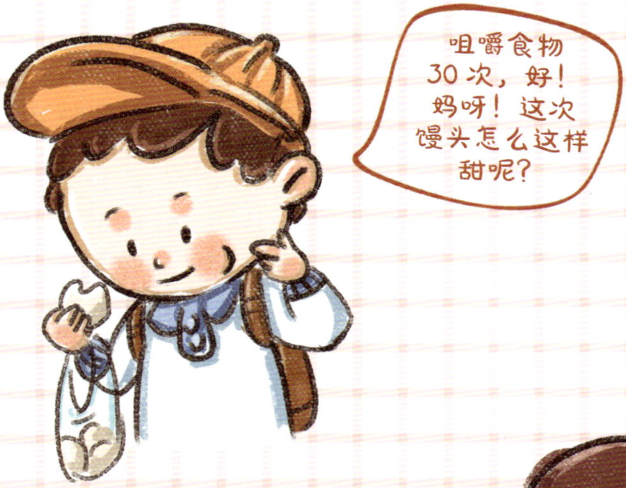

咀嚼食物
30次，好！
妈呀！这次
馒头怎么这样
甜呢？


## 唾液的消化

我们嘴里能够分泌唾液，可以湿润食物，保护口腔。唾液中含有一种叫唾液淀粉酶的东西，可以把淀粉变成糖，馒头越嚼越甜，就是这个道理。

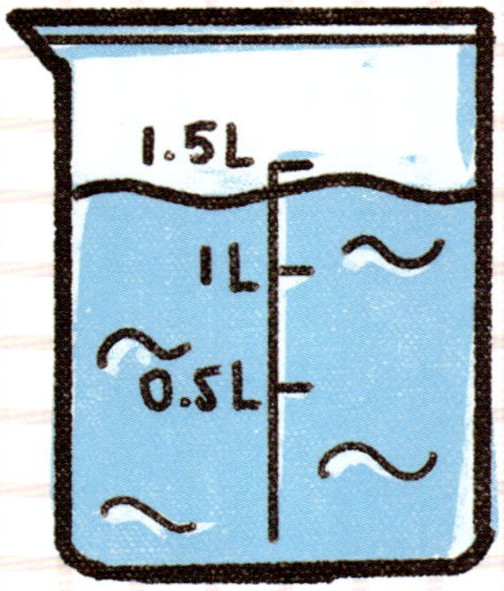

1.5L
1L
0.5L


## 咀嚼食物的次数

不妨把食物放在嘴里咀嚼30次，这样便于食物的消化，将淀粉变成麦芽糖等。切不可囫囵吞枣！

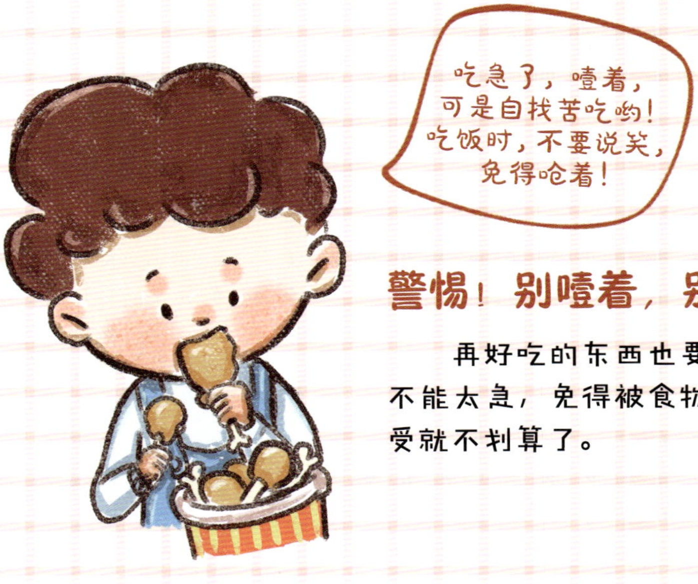

吃急了，噎着，
可是自找苦吃哟！
吃饭时，不要说笑，
免得呛着！


## 警惕！别噎着，别呛着

再好吃的东西也要细嚼慢咽，不能太急，免得被食物噎着，很难受就不划算了。

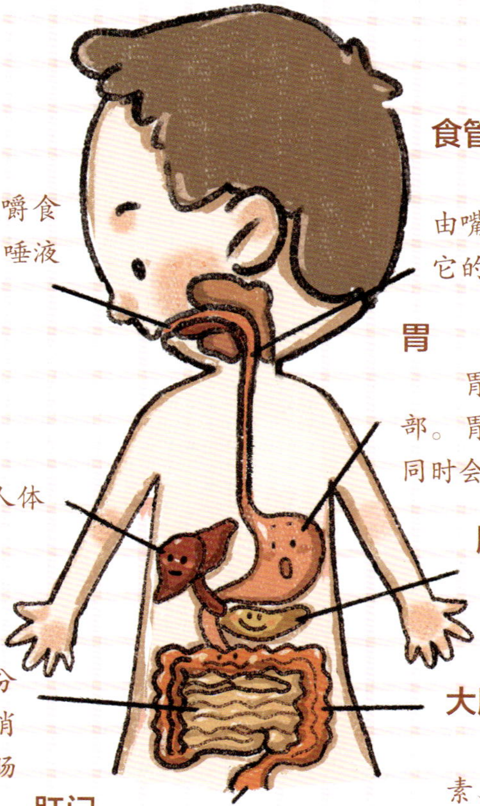

### 嘴巴

嘴巴中有牙齿，用来咀嚼食物。舌负责搅拌，辅助发声。唾液腺分泌唾液，便于食物消化。

### 食管

食管是食物的通道，食物由嘴巴经过食管被送到胃里。它的位置在气管的后面。

### 胃

胃是一个袋状的结构，在腹部。胃会分泌胃液，暂存食物，同时会蠕动，将食物搅拌成粥状。

### 肝脏

肝脏会分泌胆汁，是人体最大的消化腺。

### 胰腺

胰腺会分泌胰液。

### 小肠

小肠全长5～6米，能够分泌肠液，食物都在这里被慢慢消化，被消化后的营养物质被小肠吸收。

### 大肠

大肠能吸收部分维生素、无机盐和水分。食物残渣将在这里形成便便。

### 肛门

被消化的食物残渣，也就是便便，由肛门排出。便便好臭呀！

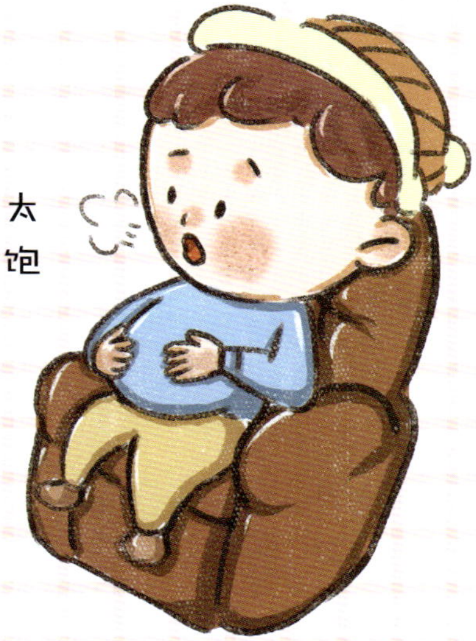

## 差不多就行

饭菜再好吃，也不能吃太多，感到饱了就行，出现打饱嗝儿的情况更要停止进食！

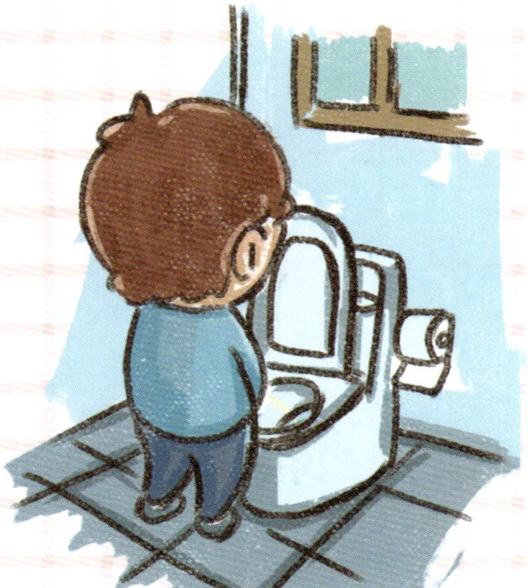

## “哗啦啦”撒尿

吃饱饭，喝足水。时间一长就要到厕所“哗啦啦”撒尿。因为人体将消化后多余的水分排出体外。

# 我的呼吸

长时间不喘气可不行。其实，喘气就是指我们的呼吸。呼吸，是生命存在的最基本的特征之一。人为什么要呼吸呢，不呼吸不行吗？

## 人为什么要呼吸

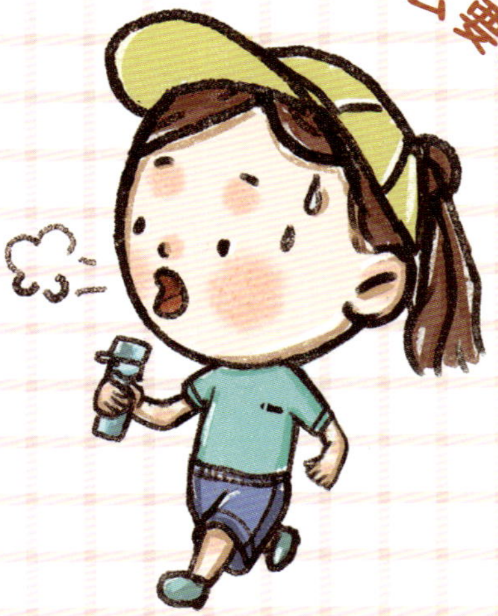

当我们跑步时，就会气喘吁吁，这是因为剧烈运动时，身体消耗了大量的能量，这就需要更多的氧气来参与分解我们体内的有机物来释放能量，满足生命活动的需要。

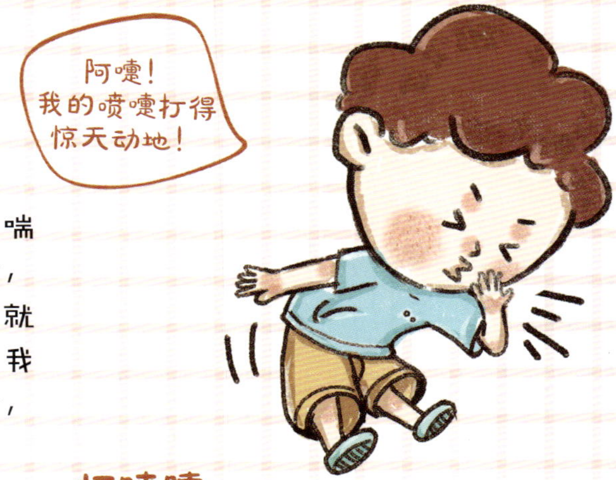
阿嚏！
我的喷嚏打得
惊天动地！

## 打喷嚏

有时候空气中混入了一些刺激性颗粒，进到我们的鼻孔，刺激鼻子发痒，就会引起鼻子情不自禁地打一个喷嚏！这是对肺的一种保护，免得异物进入肺。

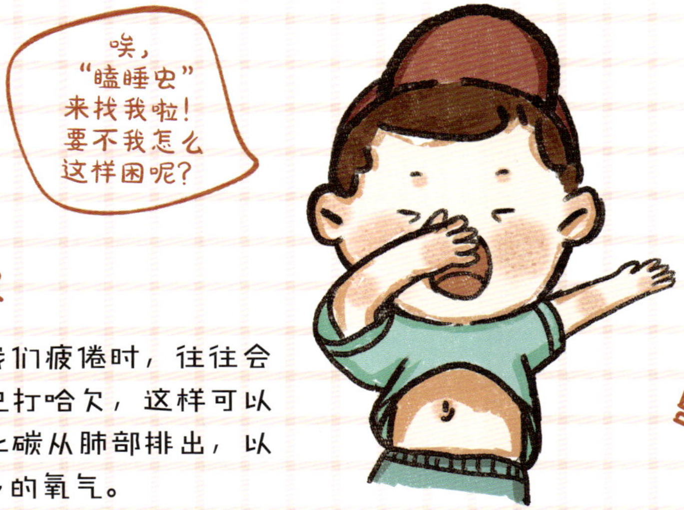
唉，
“瞌睡虫”
来找我啦！
要不我怎么
这样困呢？

## 打哈欠

当我们疲倦时，往往会张大嘴巴打哈欠，这样可以把二氧化碳从肺部排出，以吸入更多的氧气。

## 呃逆

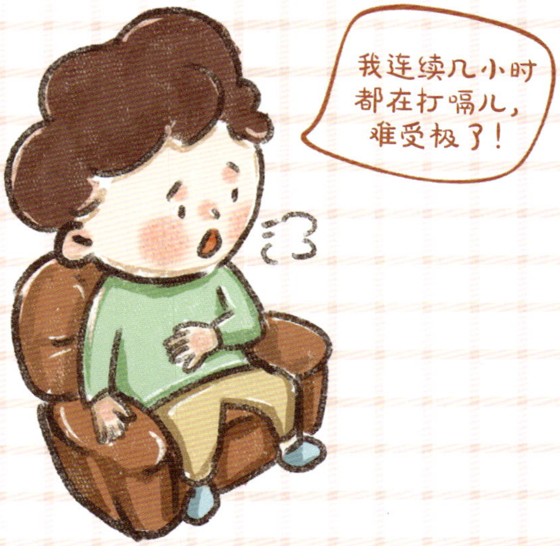
我连续几小时
都在打嗝儿，
难受极了！

呃逆，就是平常说的打嗝儿，是一个生理上常见的现象，主要是膈肌不由自主地收缩——痉挛引起的。偶尔出现一两次呃逆不碍事。若连续几小时呃逆，不妨通过唱歌来缓解。

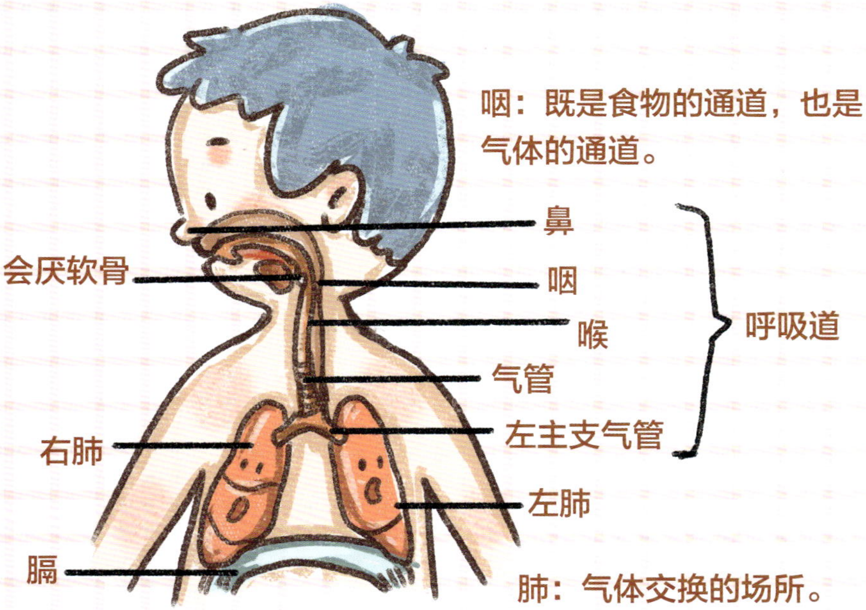


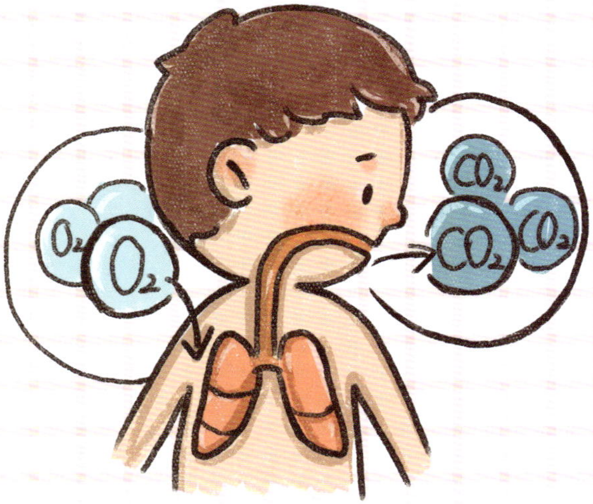


外界氧气进入肺，肺把氧气送入血液中，血液将氧气送入全身细胞。细胞产生的二氧化碳则相反，由细胞进入血液，再进入肺，最后经口鼻排出。

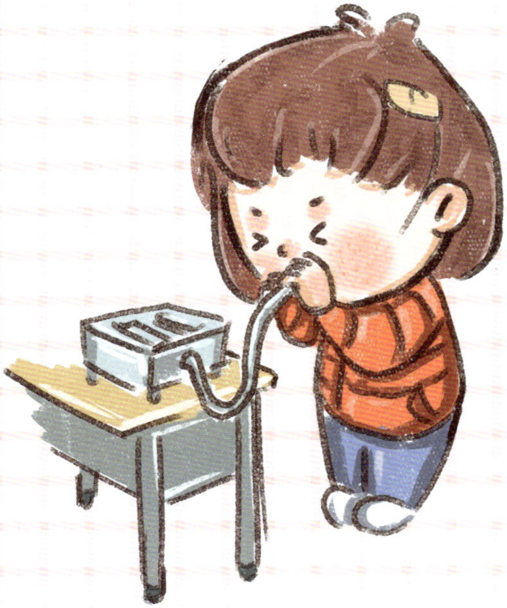

肺活量是尽最大的力气吸气后，再尽最大的力气呼气所呼出的气体量。成年人的肺活量为 2500 ~ 4000 毫升。

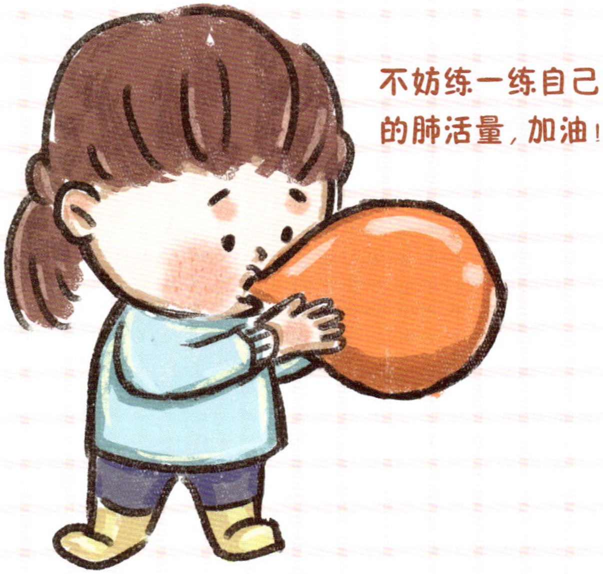

# 心脏·血管·血液

人体离不开血液，血液的运输需要一个管道，这个管道就是血管。运输血液的动力是心脏。就这样，血液在心脏的驱动下，沿着血管流经全身，为人体的生命活动提供氧气和营养物质。

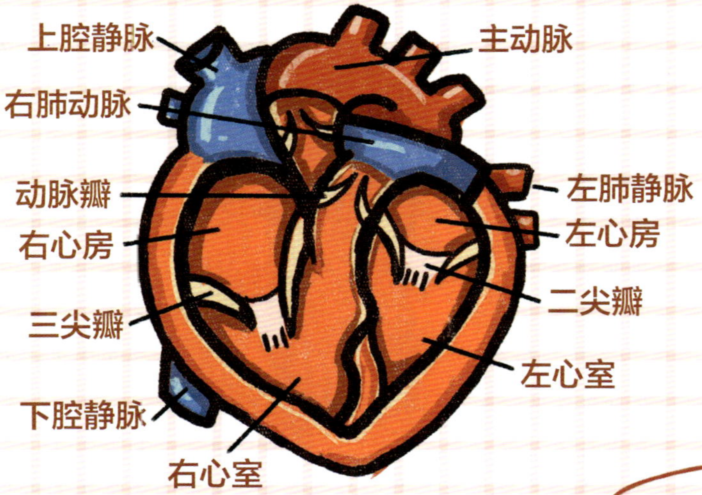


## 你的心脏有多大

每个人心脏的大小跟自己的拳头差不多。心脏的外形像桃子。

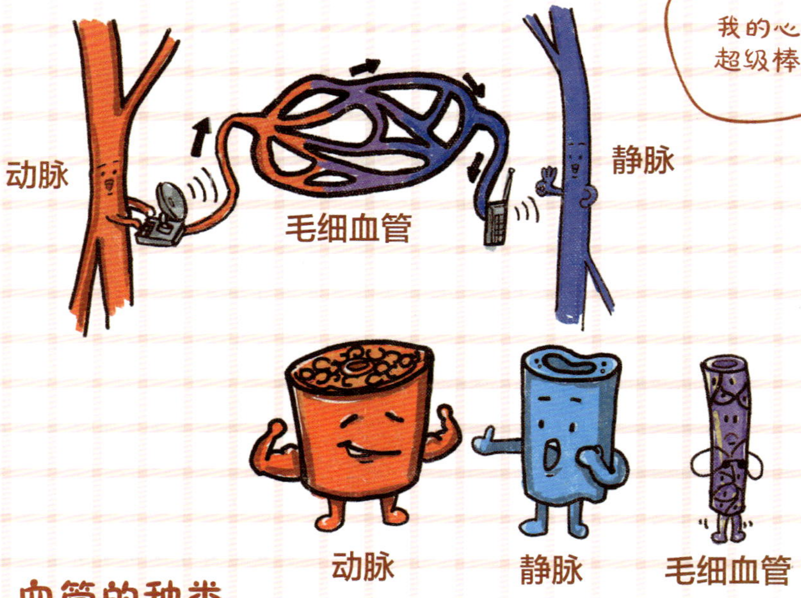


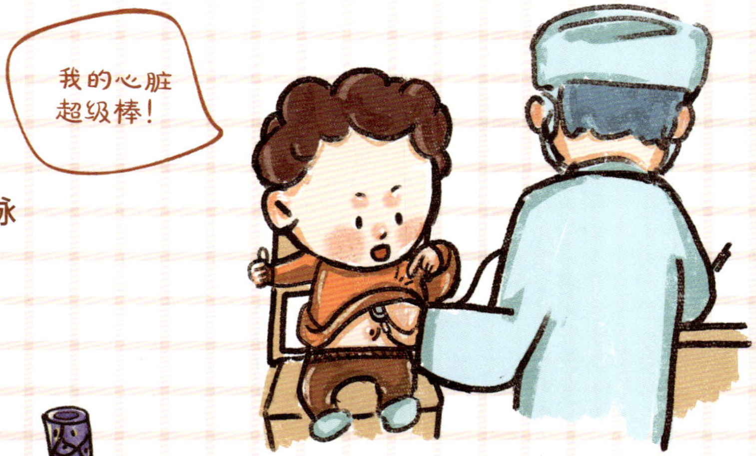


## 血管的种类

运输血液的管道是血管。血管分为动脉、静脉和毛细血管三类。

动脉是运送血液离心的血管。

静脉是运送血液回心的血管。

毛细血管是连通动、静脉末梢间的血管。

## 胸口“扑通扑通”跳

心脏是在胸腔里，由肌肉构成的一个中空的器官，会不停地收缩和舒张——跳动，挤压着血液沿着血管流动。

体检时，医生常用听诊器听一下心脏跳动是不是正常。

当害怕时，心脏会“扑通扑通”跳得特快！

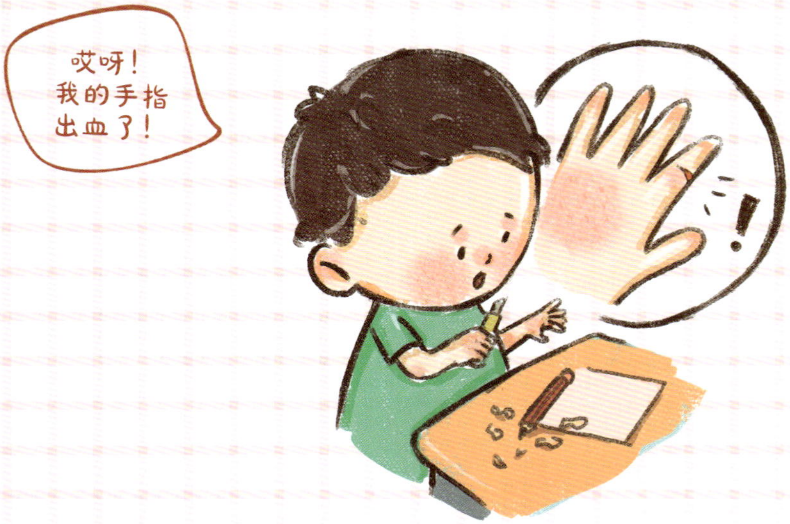


## 动脉出血、静脉出血和毛细血管出血

动脉出血：血色鲜红，血液向外呈喷射状。

静脉出血：血色暗红，血流较缓和。

毛细血管出血：血液呈红色，血液渗透出来，出血量少，如铅笔刀割破手指的出血。

## 红色的血液

血液是红色的。血液中含有红细胞、白细胞和血小板等。

红细胞是运输氧气的。

白细胞是健康的卫士，对付体内的细菌和病毒。

血小板主要起到凝血作用。划破手后，血液会顺伤口渗出，时间长了就会自行凝固，这就是血小板的功劳。

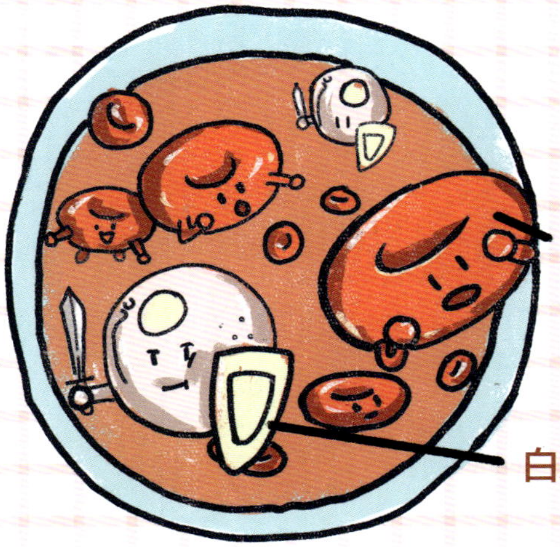


## 血型

血型通常分为 A 型、B 型、AB 型和 O 型。父母的血型能够决定孩子的血型。父母都是 O 型血的人，孩子一定是 O 型血。父母一个是 AB 型，一个是 O 型，孩子一定是 A 型或者是 B 型。

你知道你是什么血型吗？

# 大脑和神经

大脑是一团灰色果冻状物质，由坚硬的颅骨保护着。我们每天要做的事情，都是由大脑控制完成的。像要看少儿节目、要去踢球、想象和回忆等，都是大脑发出的命令。

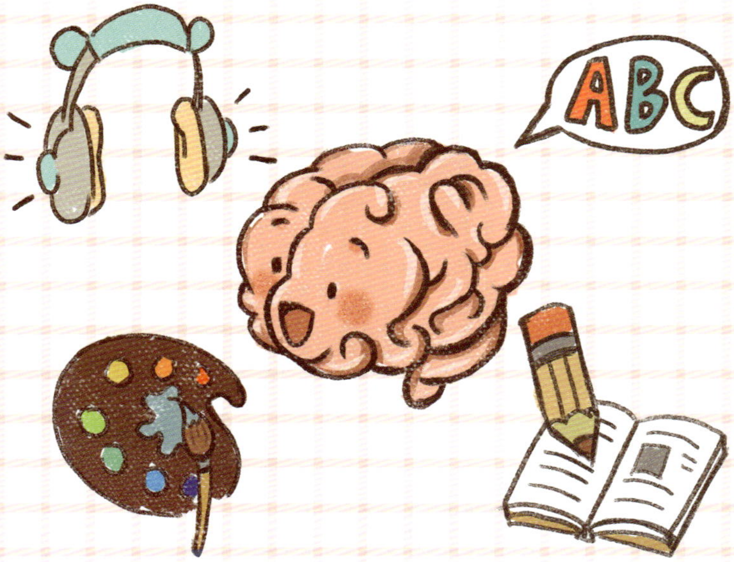
ABC

## 大脑的功能区

脑由大脑、小脑和脑干组成。

大脑分两个半球，不同的区域有不同的功能。有的负责书写，有的负责语言，有的负责听觉，有的负责视觉，有的负责运动，有的负责思维，有的负责艺术，等等。

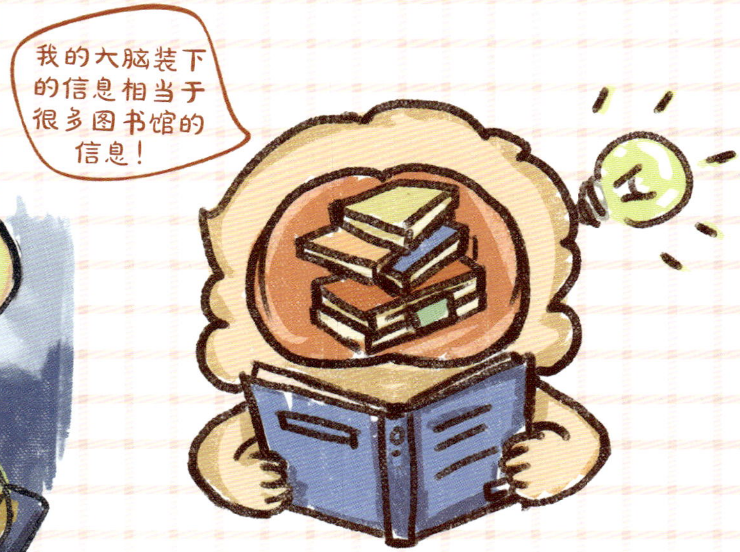
我的大脑装下的信息相当于很多图书馆的信息！

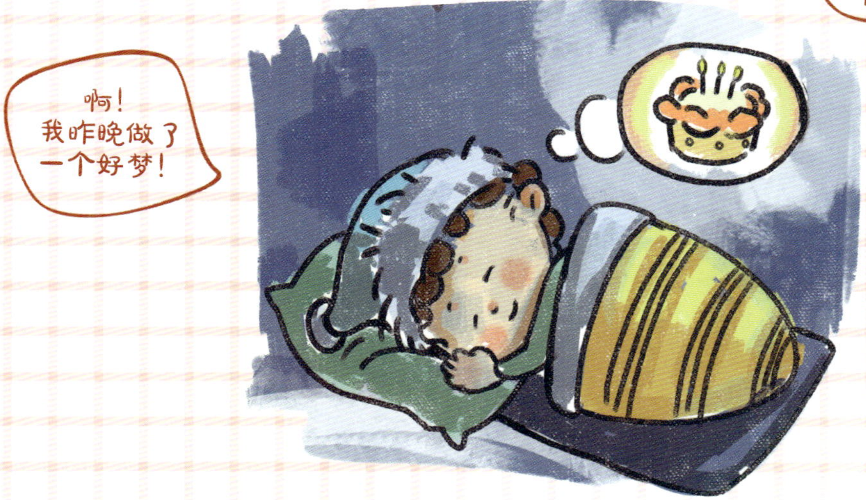
啊！我昨晚做了一个好梦！

## 人的记忆容量

人的大脑表面有很多皱褶，样子跟核桃仁差不多。人脑可以记住很多信息，有的记忆时间很长，有的记忆时间很短。

## 大脑需要休息

人们在忙碌一天之后，会感到很疲劳。只有美美睡上一觉，才能更好地恢复体力和精力。一旦休息不好，第二天精神就会很糟糕，连记忆力都会变差。

## 小脑和脑干的作用

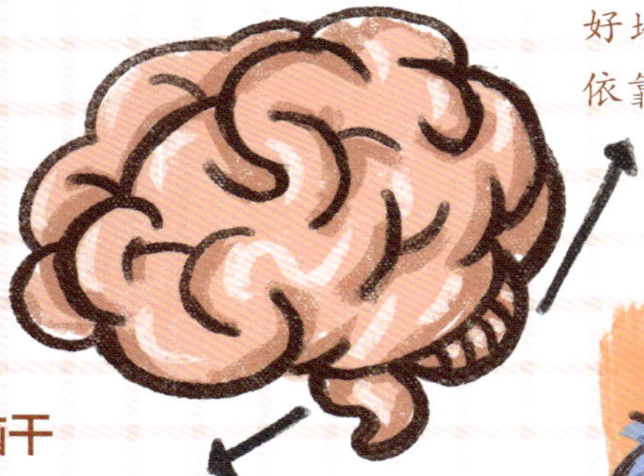

### 小脑

负责人体的平衡。

体操运动员能够很好地维持身体平衡就是依靠小脑的作用。

### 脑干

调节生命活动。

如维持人的心跳、血压等。

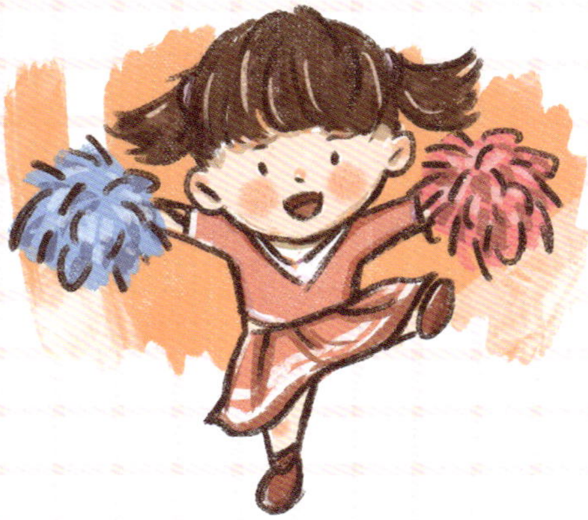

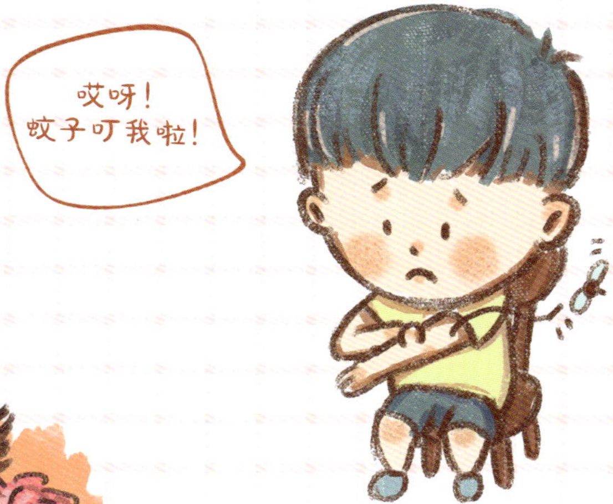


## 脑神经和脊神经

与脑相连的神经是脑神经。与脊髓相连的神经是脊神经。二者遍布全身各处，指挥着全身的活动。

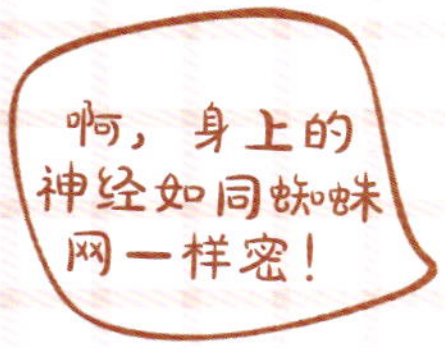


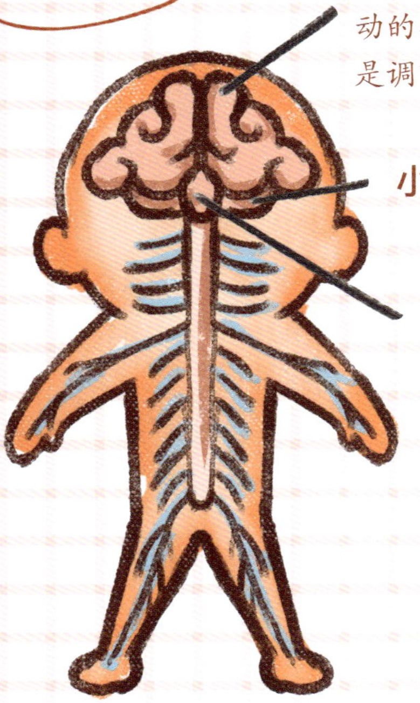

### 大脑

包括左右两个大脑半球，表面是大脑皮层，约有 140 亿个神经细胞，具有感觉、运动、语言等多种生命活动的功能区——神经中枢。大脑皮层是调节人体生理活动的最高级中枢。

### 小脑

协调运动，维持身体平衡。

### 脑干

脑干中有些部位专门调节心跳、呼吸、血压等人体基本的生命活动。如果这些部位受到损伤，心跳和呼吸就会停止，从而危及生命。

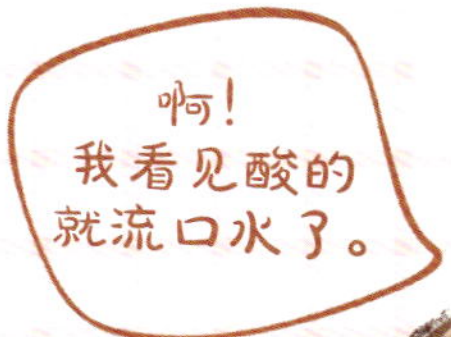


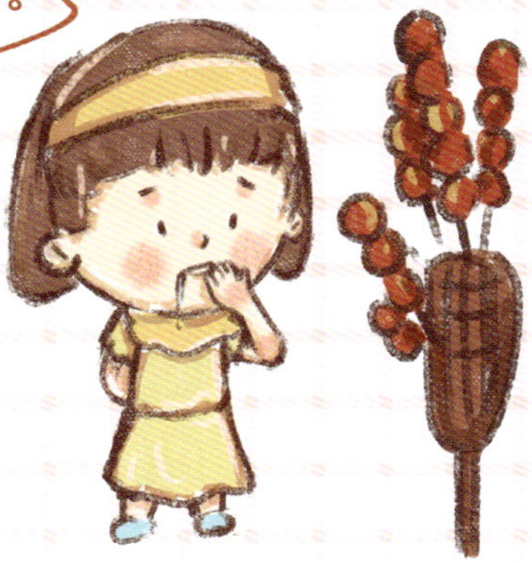

## 非条件反射和条件反射

非条件反射：是生来就有的反射。如眨眼反射、缩手反射、吸吮反射等。

条件反射：是在非条件反射的基础上，经过后天学习形成的。如会读书、会讲话、看到酸杏会流口水等。

# 用眼睛观察世界

我们每天看书、看动画片、欣赏大自然的美景，都离不开眼睛。通过眼睛的观察，才会形成视觉。眼睛的学问可大着哩！

## 眼球的结构

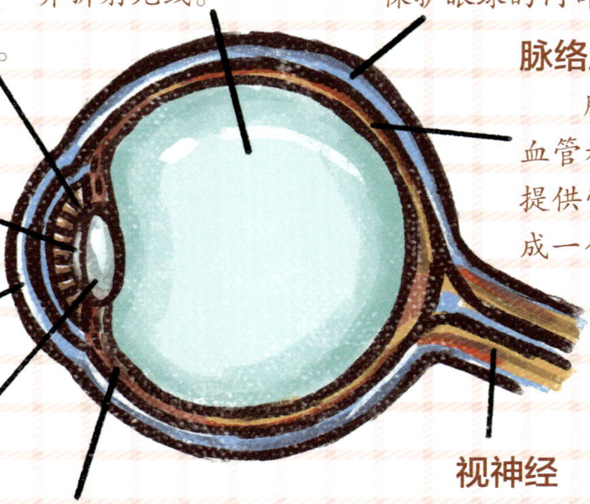

**玻璃体**

玻璃体为透明胶状物质，支撑眼球壁，并折射光线。

**巩膜**

巩膜呈白色，坚韧，保护眼球的内部结构。

**虹膜**

虹膜有色素，中央的小孔叫瞳孔。

**脉络膜**

脉络膜含有丰富的血管和色素，给视网膜提供营养，并使眼内形成一个“暗室”。

**瞳孔**

瞳孔为光的通道。光线强时缩小，暗时放大。

**角膜**

角膜无色，透明，可以透过光线。

**晶状体**

晶状体透明，有弹性，像双凸透镜，能折射光线。

**睫状体**

睫状体内含平滑肌，可调节晶状体曲度。

**视神经**

哇！眼球竟这样复杂呀！

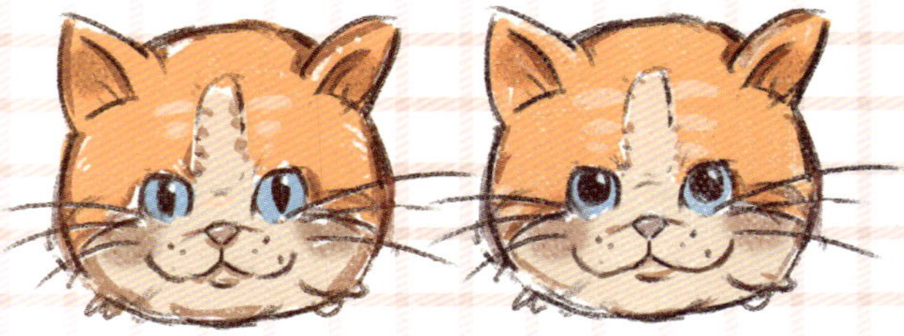

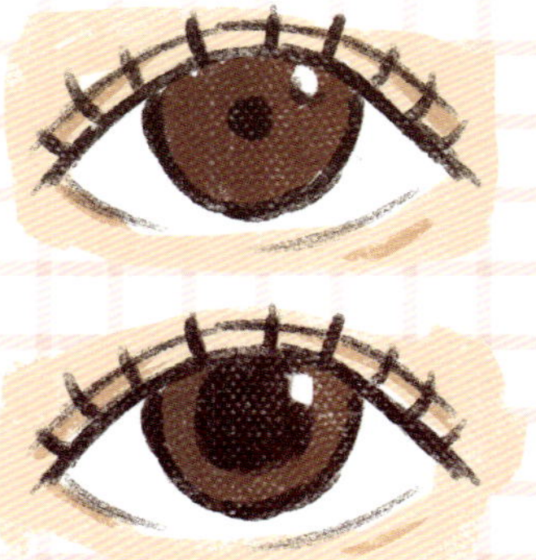

观察一下，猫眼和人眼的相同之处：在光线强烈时，瞳孔缩小；在环境黑暗时，瞳孔扩大。

## 视觉的形成

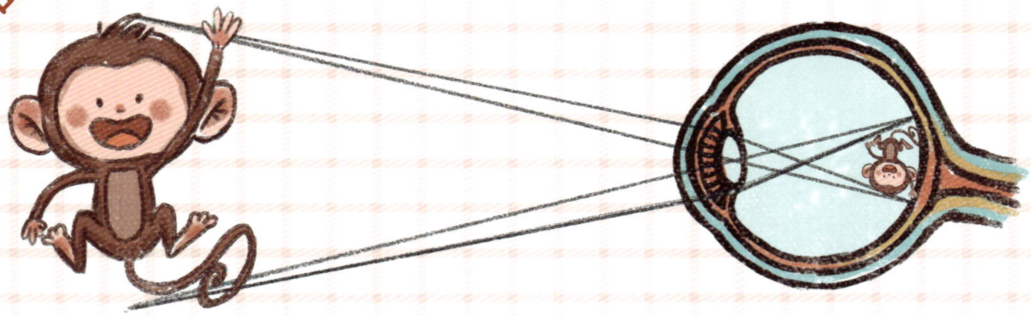

# 近视眼

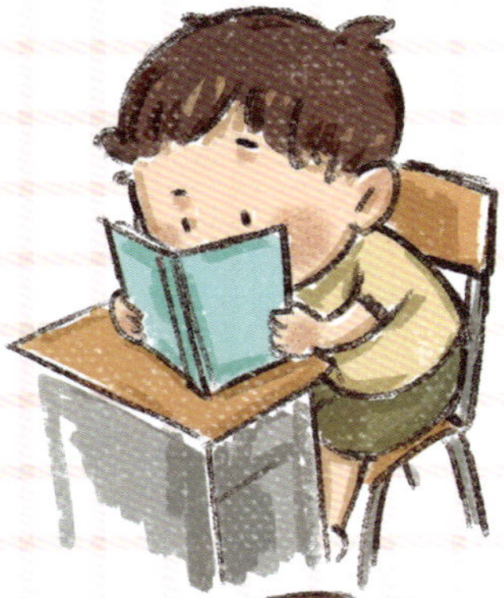

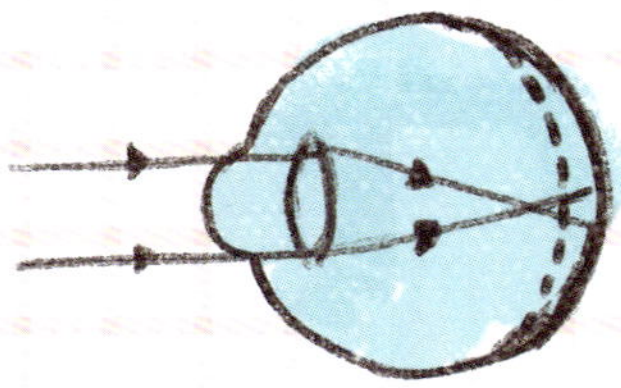

近视眼

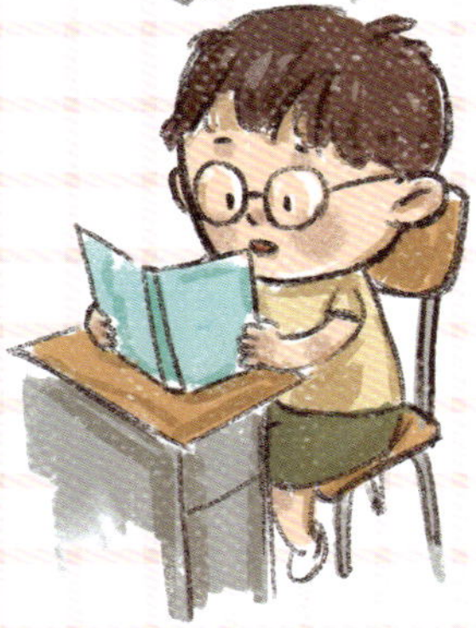

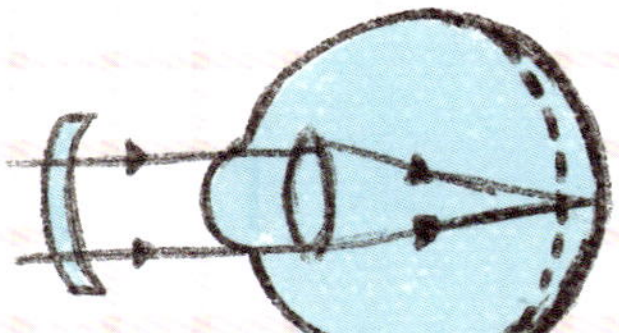

近视眼的矫正

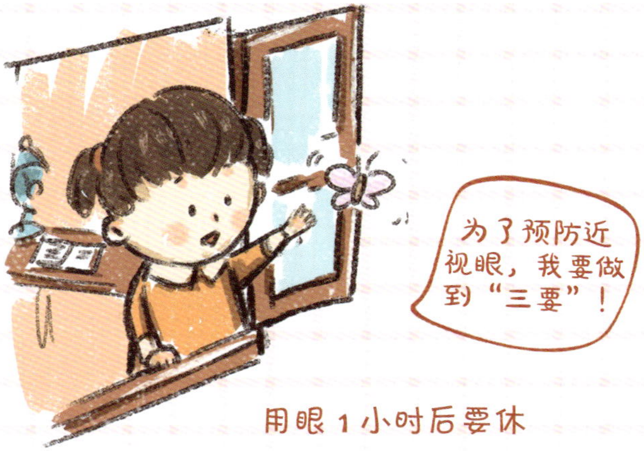


用眼1小时后要休息一下，远眺几分钟。

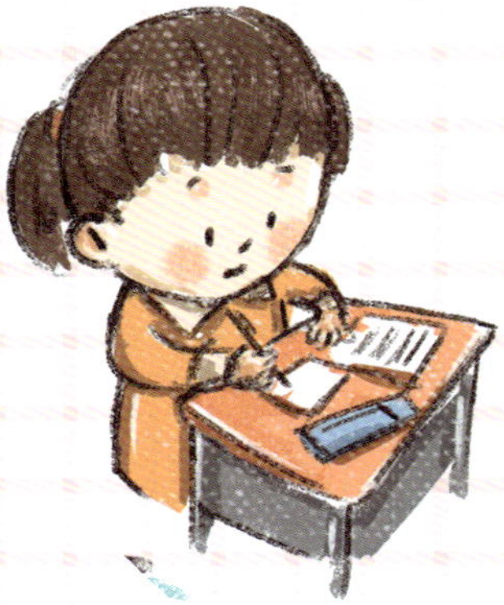

读写姿势要正确。

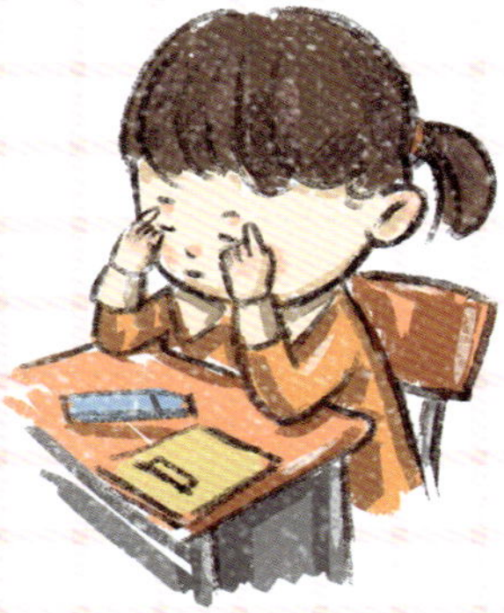

要认真做眼保健操。

不在强光下看书。

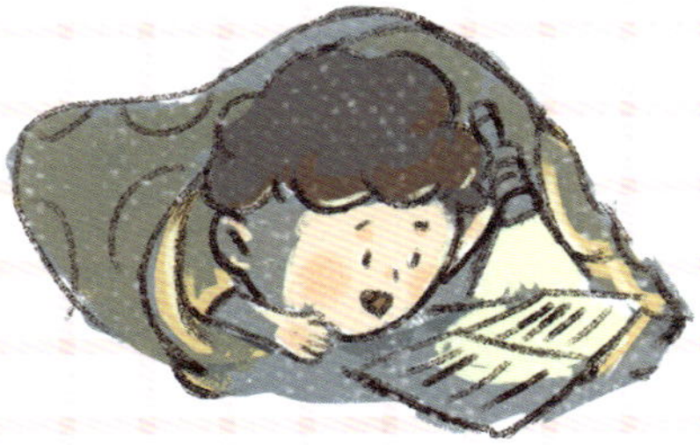

不在光线暗的地方看书。

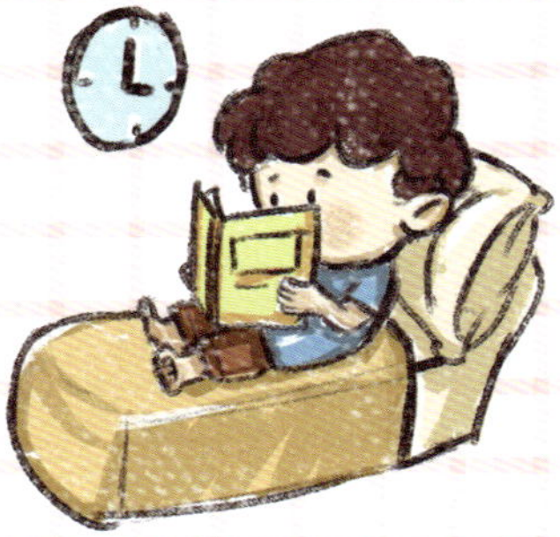

不躺卧着看书。

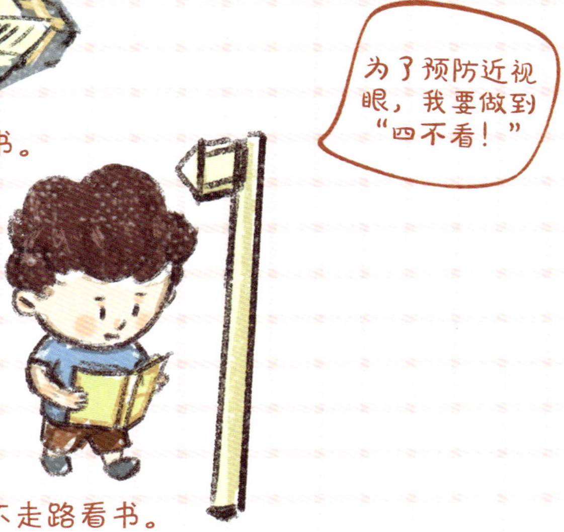


不走路看书。

# 用耳朵听声音

“轰隆隆”“哈哈哈”“丁零零”，这些声音都是耳朵听来的。耳朵是我们的听觉器官，那耳朵是怎么听到声音的呢？

耳朵的结构

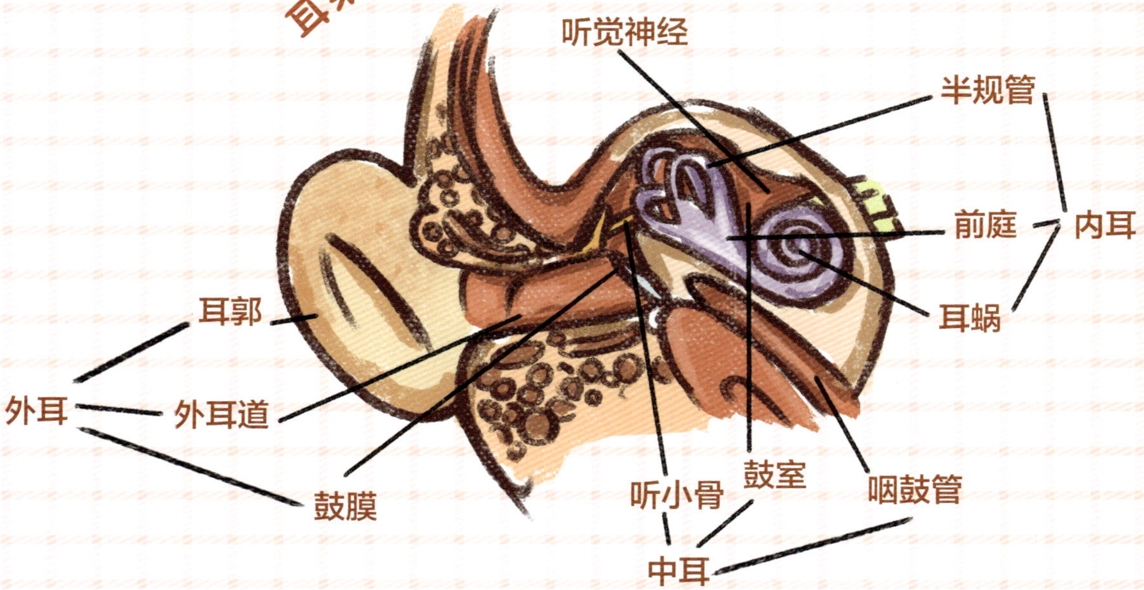


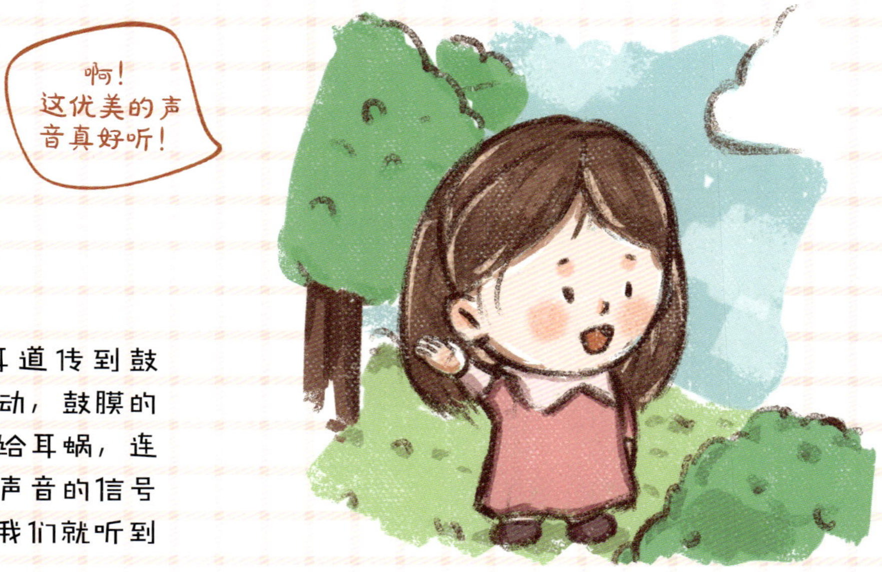


## 听觉的形成

当声波通过外耳道传到鼓膜，会引起鼓膜的振动，鼓膜的振动又通过听小骨传给耳蜗，连接耳蜗的听觉神经把声音的信号报告给大脑，这样，我们就听到了声音。

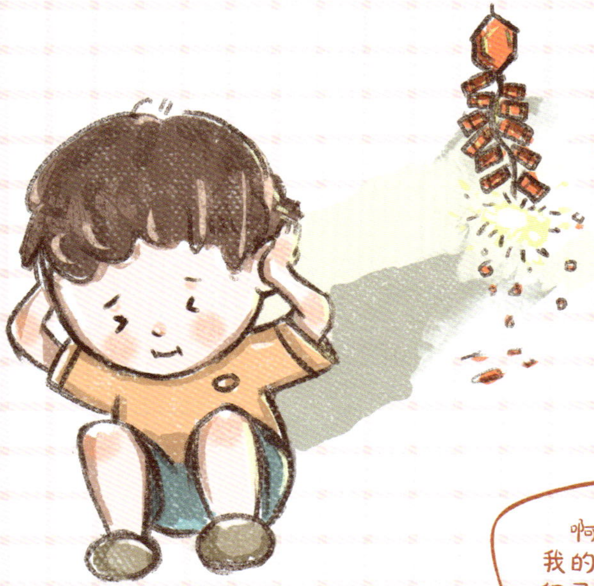

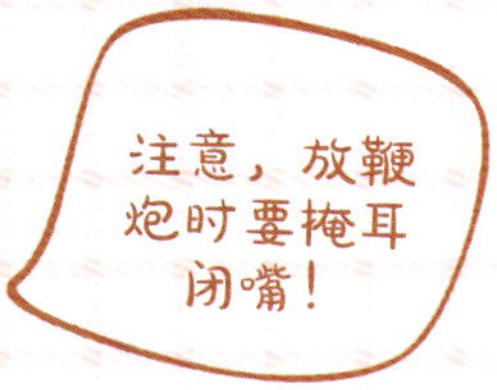


## 遇到巨大声响时怎么办

遇到巨大声响时，若不捂耳，要迅速张开口，使咽鼓管张开；或闭嘴，同时两手捂耳，使鼓膜内外的压力平衡，以免震破鼓膜。

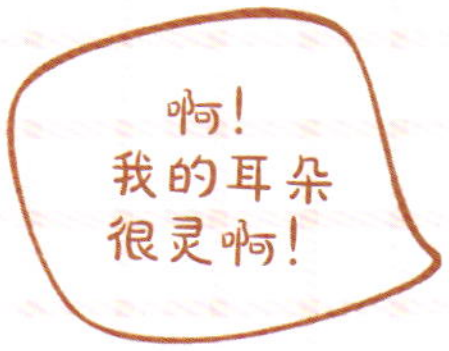


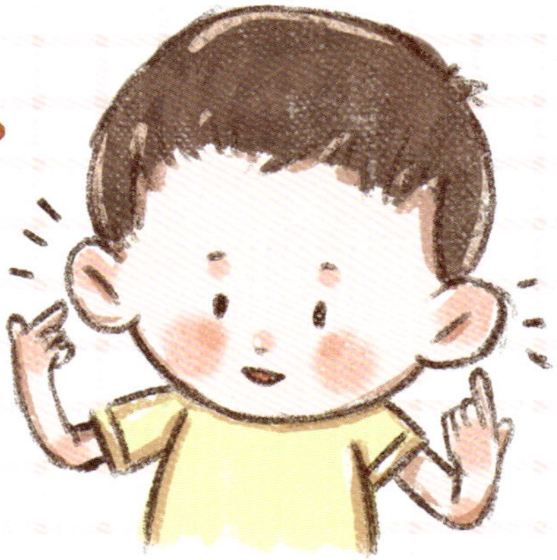

## 耳聋是怎么回事

传导性耳聋：外耳道堵塞，中耳鼓膜、听小骨受到损伤或发生障碍而引起的耳聋。

神经性耳聋：耳蜗、听觉中枢和与听觉有关的神经受到损伤，引起的听力下降或丧失。

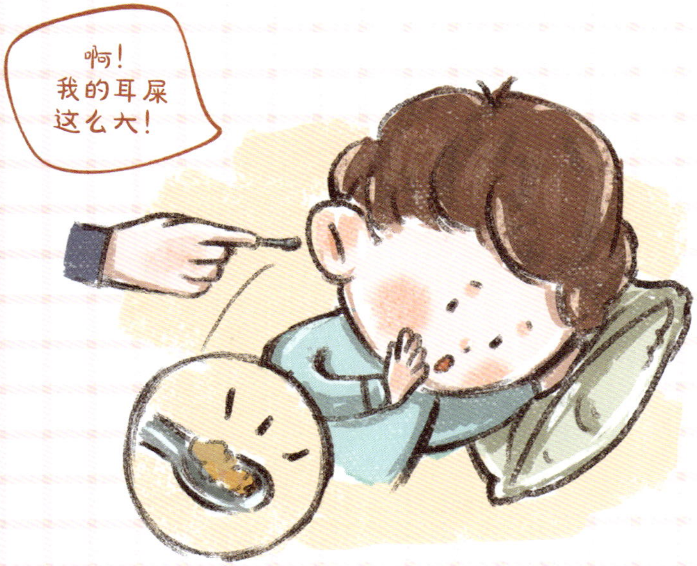


## 耳屎是什么

外耳道的皮肤有一种汗腺——耵聍腺，能够分泌一种叫耵聍的蜡状物，对于外耳道有保护作用。耵聍干燥后的固体，就是我们说的耳屎。一般情况下，不能随便掏耳朵。

## 如何保护耳朵

尽量避开噪声；不要用尖锐的工具掏挖耳朵，以免戳伤外耳或鼓膜；听到巨大声响时，若不捂耳要张口，避免震破鼓膜；鼻子和眼部发生炎症时，要及时治疗，以免引起中耳炎；避免水进入外耳道引发感染。

# 我的鼻子

我们每个人都拥有一个鼻子，上面有两个鼻孔。鼻子是我们呼吸的起点，也是闻气味的地方。其实，鼻子的作用远不止如此。

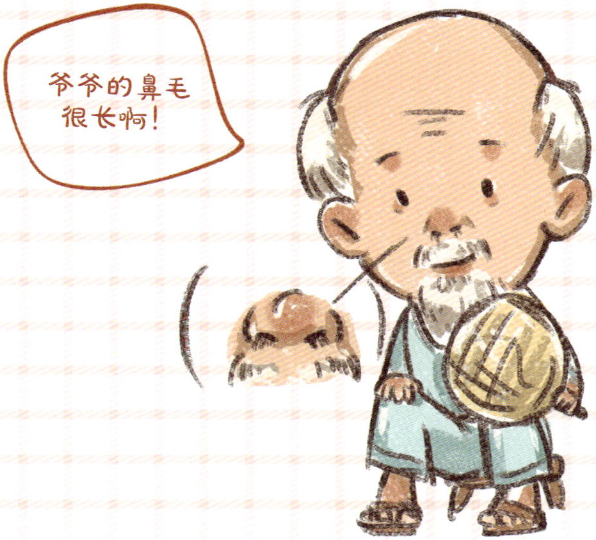


## 鼻毛有用吗

鼻子里有鼻毛，有些人的鼻毛长得很茂密，有些人的鼻毛比较稀疏。鼻毛可以阻挡吸入鼻子里的灰尘、细菌和病毒。

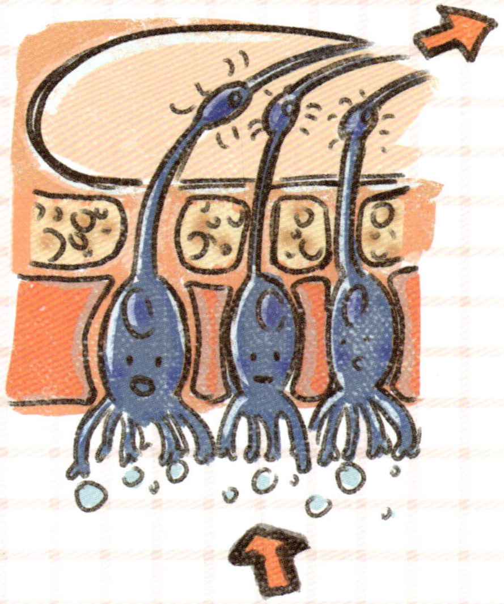

## 嗅觉是怎么形成的

鼻腔侧壁上部的黏膜中，分布着众多负责嗅觉的嗅觉细胞，当食物、饮料和周围空气释放出来的气味通过我们的鼻腔时，就会刺激这里的嗅觉细胞，它们会将这些刺激传到大脑，从而使我们闻到气味。

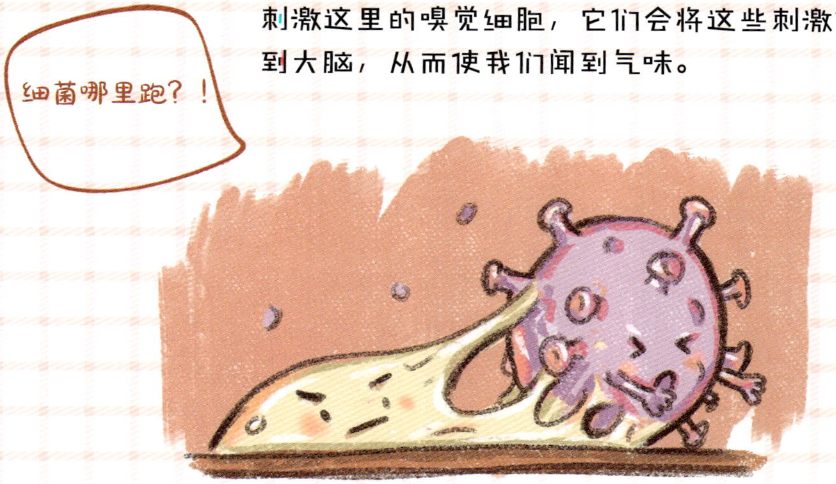


## 鼻黏膜

鼻腔内部有一层黏膜，黏膜里有丰富的毛细血管，能够温暖吸入的冷空气。黏膜还能够分泌黏液，可以黏住鼻腔里吸入的灰尘、细菌和病毒，还能流出鼻孔，这就是我们所说的鼻涕。这样，可以使进入鼻腔的空气变得温暖、湿润和清洁，所以用鼻子呼吸比用嘴呼吸好。

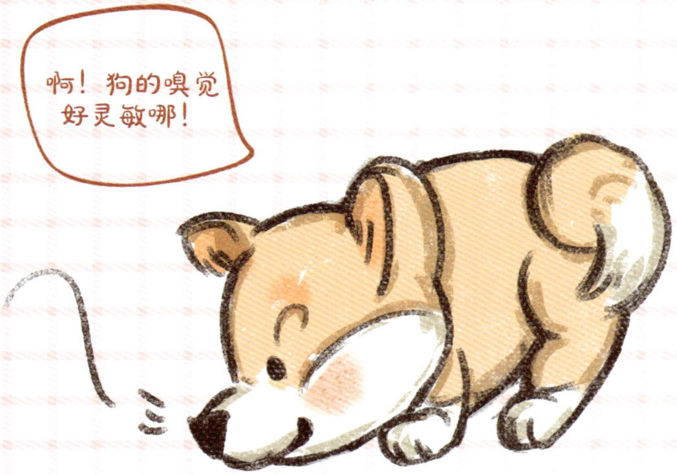
啊！狗的嗅觉
好灵敏哪！

## 狗的鼻子比人类灵敏 100 万倍

狗的鼻子要比人类灵敏得多。狗的嗅觉细胞是人类的 40 ~ 100 倍，整体的嗅觉灵敏度是人类的 100 万倍。一只经过训练的狗可以分辨出 10 万种以上物质的气味。

## 鼻腔的结构

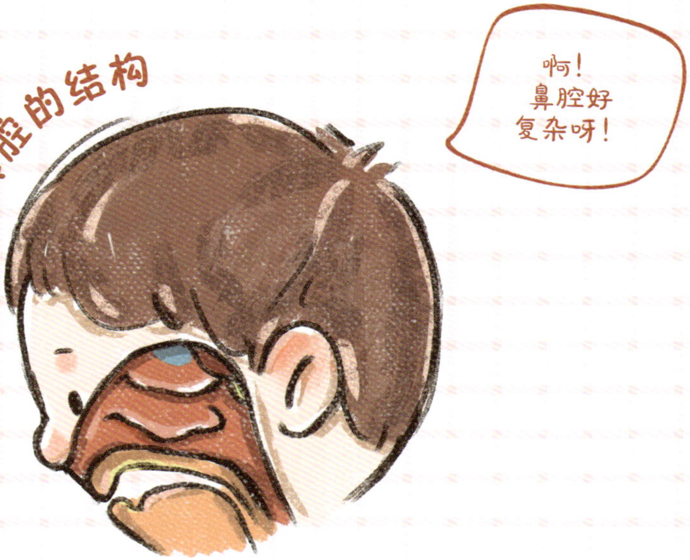
啊！
鼻腔好
复杂呀！

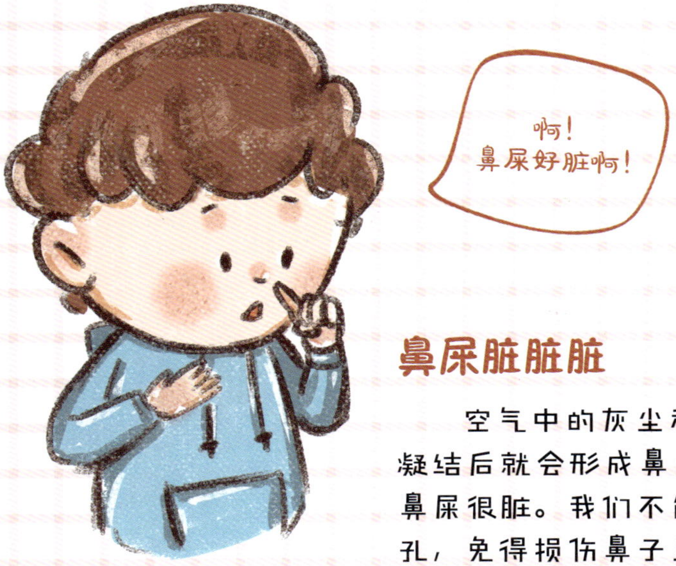
啊！
鼻屎好脏啊！

## 鼻屎脏脏脏

空气中的灰尘和鼻涕混合凝结后就会形成鼻屎了，所以鼻屎很脏。我们不能用手抠鼻孔，免得损伤鼻子里的毛细血管，引起流血。

## 感冒鼻子不通气时，感觉不到味道

我们吃东西时，舌头感受食物味道的同时，鼻子也能够感受食物的气味。当感冒鼻子不通气时，食物的气味不能进到鼻腔里，所以我们就感觉不到食物的气味了，吃食物就会感觉没有味道。

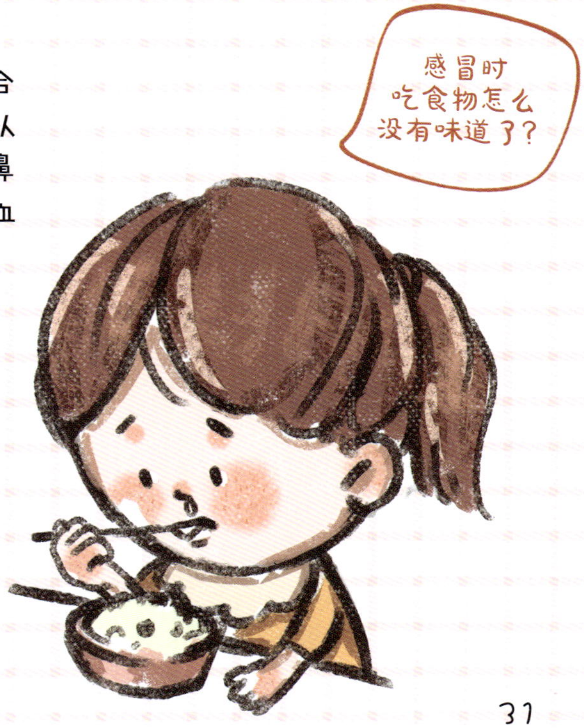
感冒时
吃食物怎么
没有味道了？

# 我的味觉

舌头是位于口腔底部并向口腔内突起的器官，它由肌肉组成，强韧而有力。舌头是人体功能很多的器官之一。舌头具有感知食物的味道、辅助发声、搅拌食物和协助吞咽等功能。

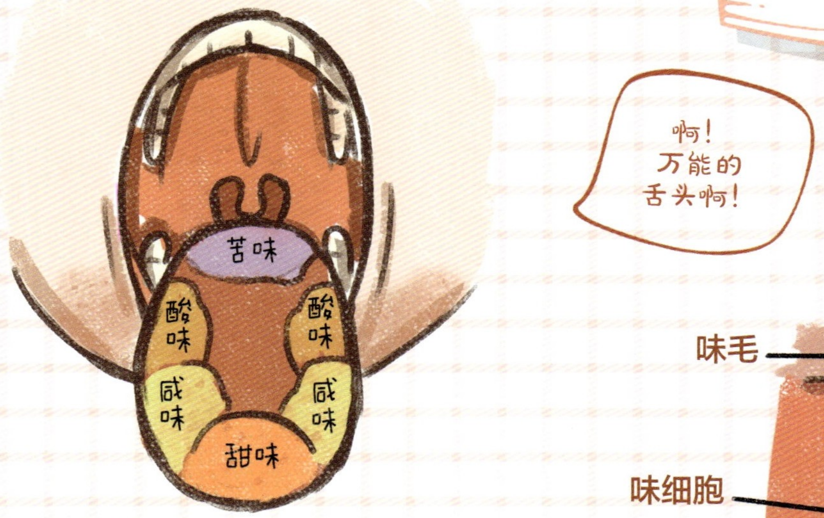


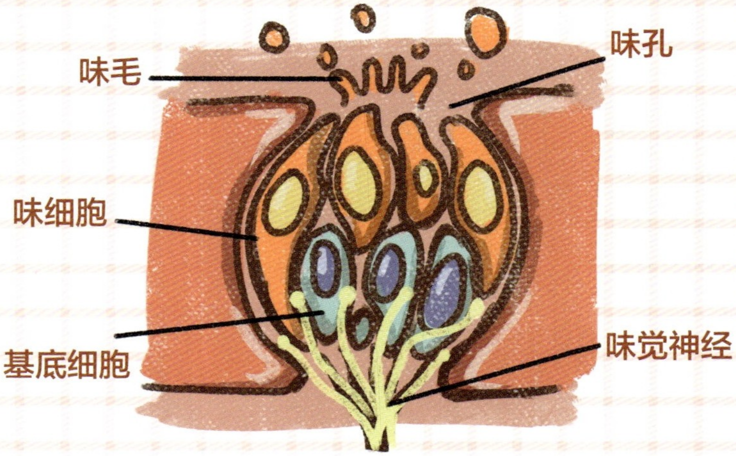


## 味觉的来源

舌头的表面不是光滑的，上面密密麻麻分布着很多疙疙瘩瘩的东西，它们是辨别食物味道的一种结构——味蕾。我们就是靠这些味蕾来分辨食物的味道的。

舌尖对甜味敏感，舌头两侧对酸味和咸味较敏感，舌根对苦味较敏感。

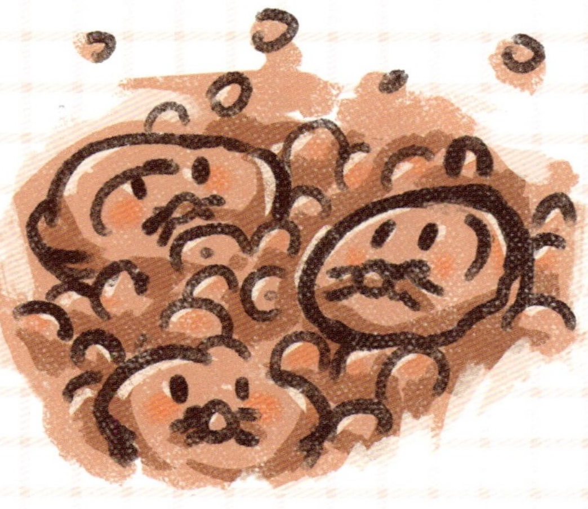

## 味觉的形成

舌头的表面有味蕾，充当着辨别食物味道的角色。当食物在口腔里被咀嚼时，在唾液的作用下，这些食物的味道刺激了味蕾，它产生的刺激传到大脑的味觉中枢，于是就产生了味觉。

不同的食物味道给予的刺激不同，我们也就感受到了食物不同的味道。

## 婴儿的味觉

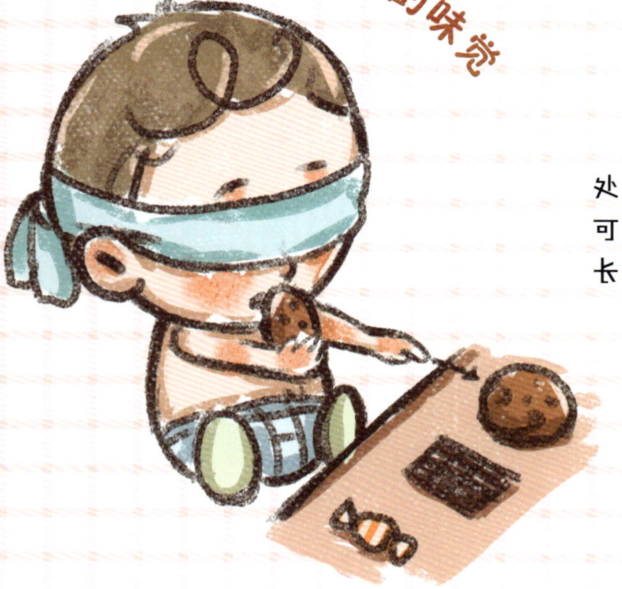

婴儿的味蕾比成年人发达，口腔各处几乎都有味蕾，到嘴里的食物很快就可以辨别出味道来。只是随着年龄的增长，这种灵敏性会逐渐减弱。

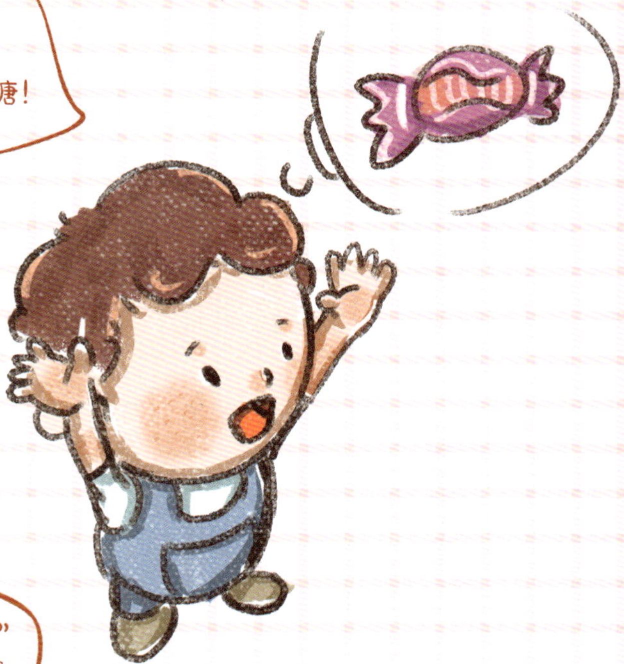
妈妈，
我喜欢吃糖！

## 人天生喜欢甜味

人生下来就喜欢甜味，而不喜欢苦味和咸味。科学家认为，这可能是人的一种自我保护本领。因为“甜”通常与“毒”无关，而苦味、咸味的物品中往往含有更多的毒素。

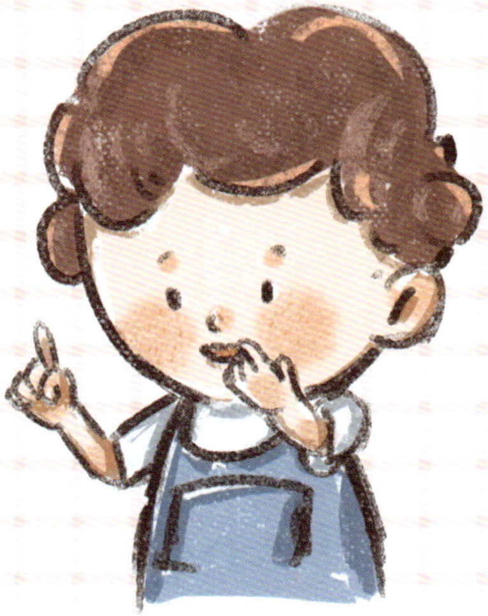
我要是“甜味盲”就好了！妈妈就不用天天说我“不要吃糖”啦！

## 味盲

世界上有人“食而不知味”，这种现象被称为“味盲”。其中，有人对苦味不敏感，这种现象被称为“苦味盲”。

# 我要撒尿

“我又要尿尿啦！”人为什么会天天排尿呢，而且一天还要排多次？尿液是怎样产生的呢？

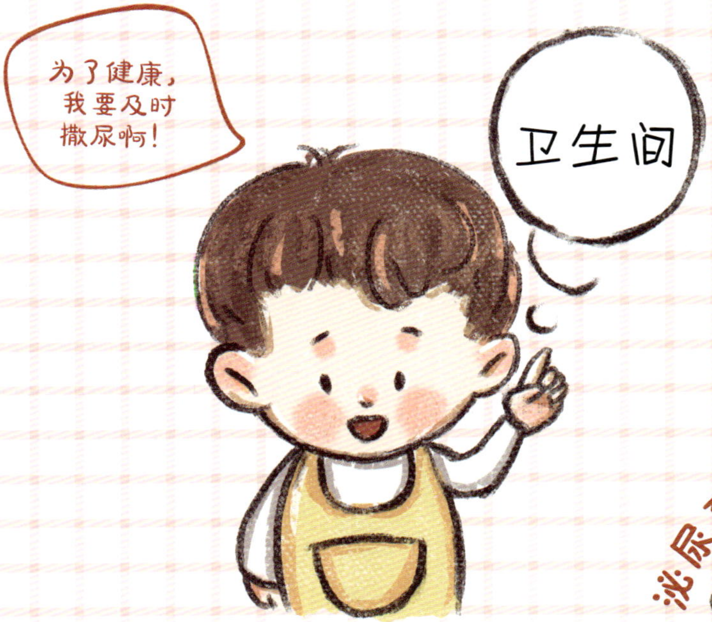
为了健康，我要及时撒尿啊！
卫生间

## 人为什么要排尿

我们每天要吃饭喝水，身体就会产生一些尿素，以及过多的水分和无机盐，这些物质在我们体内逗留的时间长了可不行，会危害健康。所以我们必须把这些废物排出体外。

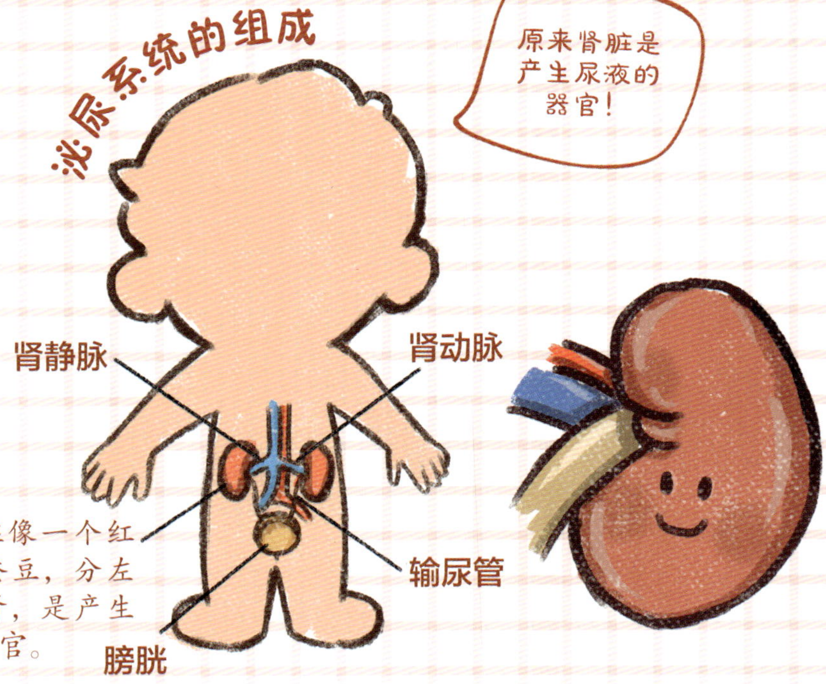


**肾脏**

肾脏像一个红色的大蚕豆，分左肾和右肾，是产生尿液的器官。

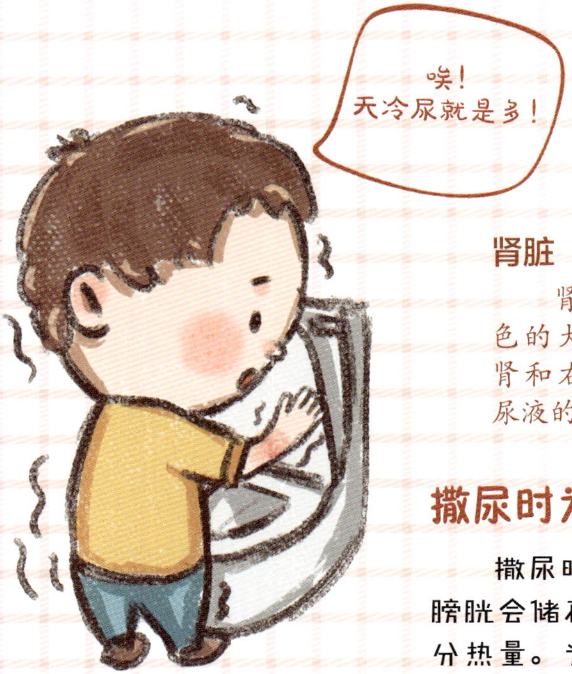
唉！天冷尿就是多！

## 撒尿时为什么会打寒战

撒尿时，我们发现自己会不由自主地打寒战。原来，膀胱会储存一定量的尿液，尿液排出体外的同时带走了部分热量。为了弥补热量的损失，肌肉会通过打寒战的方式释放部分热量，来弥补撒尿所消耗的热量。

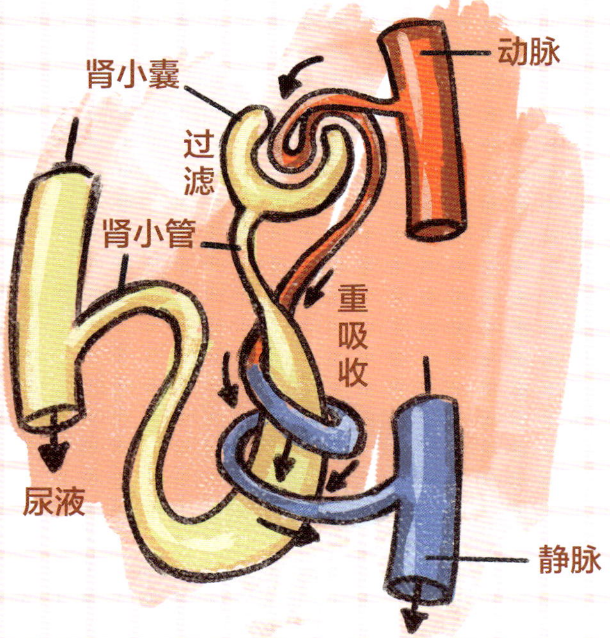


## 尿液是怎样产生的

当血液流经肾小球时，肾小球有过滤作用，血细胞和大分子蛋白质不能被过滤掉，水分、无机盐、葡萄糖和尿素等可以过滤到肾小囊中腔内，形成原尿。

当原尿流经肾小管时，原尿会把大部分水分、全部的葡萄糖和部分无机盐重新吸收回血液。不能被吸收的尿素、水分和无机盐就形成尿液，被排出体外。

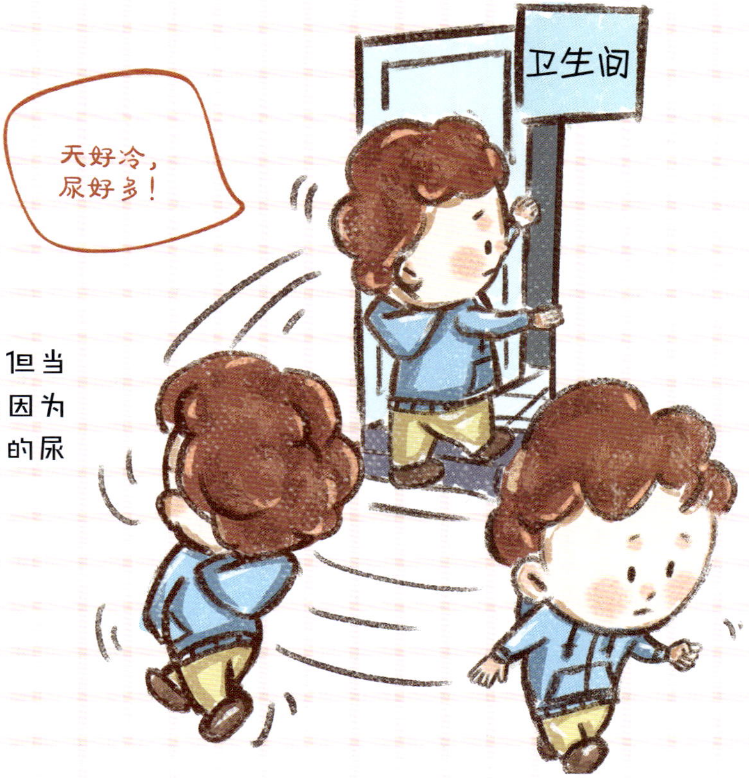
卫生间
天好冷，
尿好多！

## 天冷时尿为什么会特别多

天热时，我们感觉不到尿特别多；但当天冷时，我们就会感觉尿特别多。这是因为天冷时出汗量少了，肾脏就会产生更多的尿液，尿也就多了。

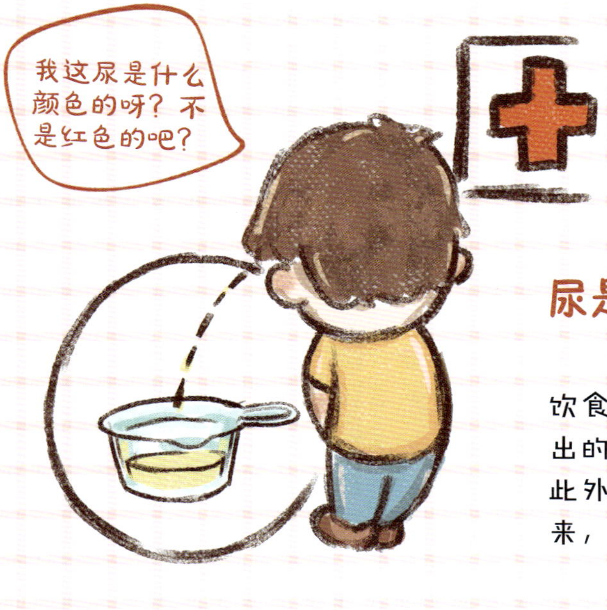
我这尿是什么颜色的呀？不是红色的吧？

## 尿是黄色的吗

尿的主要成分是水，尿的颜色会随着人的饮食、运动、健康状况不同而发生变化。刚排出的尿液是无色的，但在空气中看是黄色的。此外，人的一些疾病，会通过尿的颜色表现出来，所以，通过尿液可以诊断一部分疾病。

# 我的牙齿

我们的嘴巴里长有坚硬的牙齿，牙齿可以帮助我们吃饭。在吃饭时，我们的牙齿能够做切断、咀嚼等动作，没有牙齿可不行！

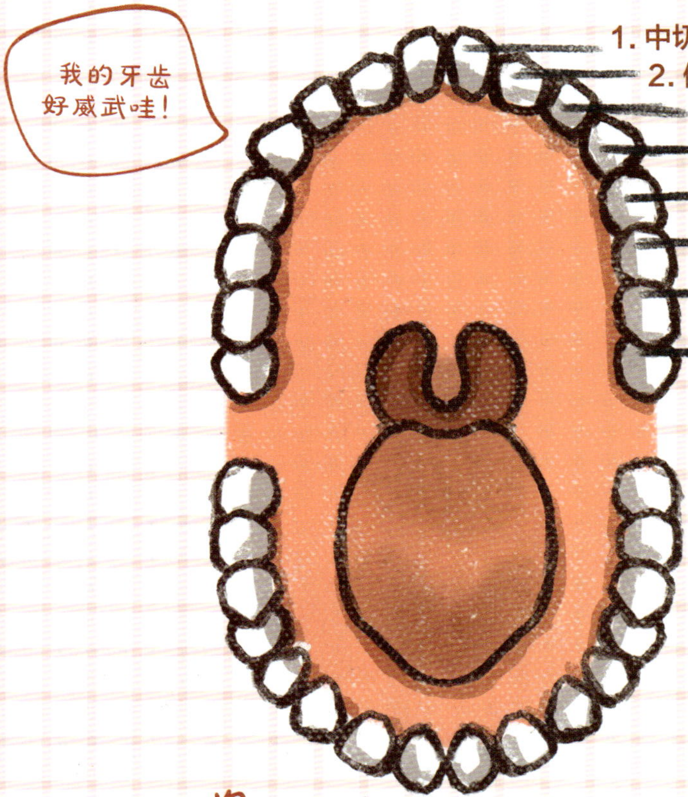


## 认识一下牙齿

牙齿的根部深深地扎在牙龈中，如同大树的树根深扎于土壤一般牢固。

牙齿按照位置和分工不同可以分为：门齿——切断食物，犬齿——撕裂食物，臼齿——磨碎和咀嚼食物。

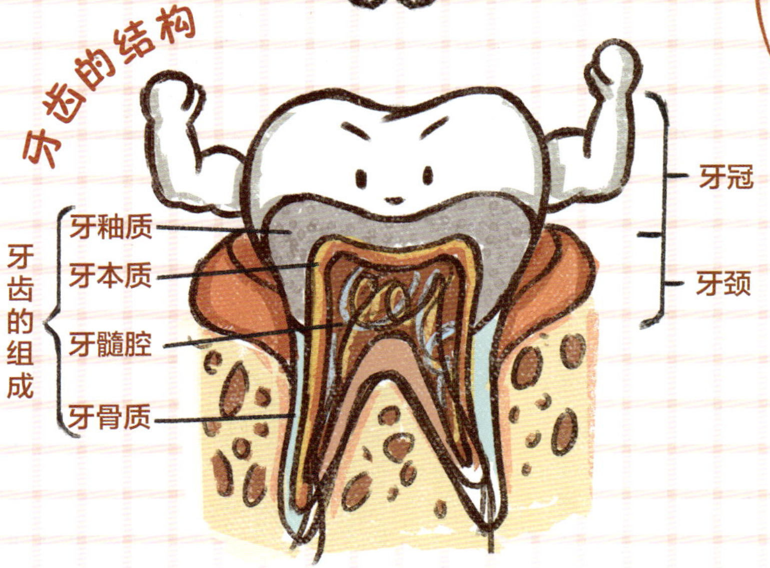


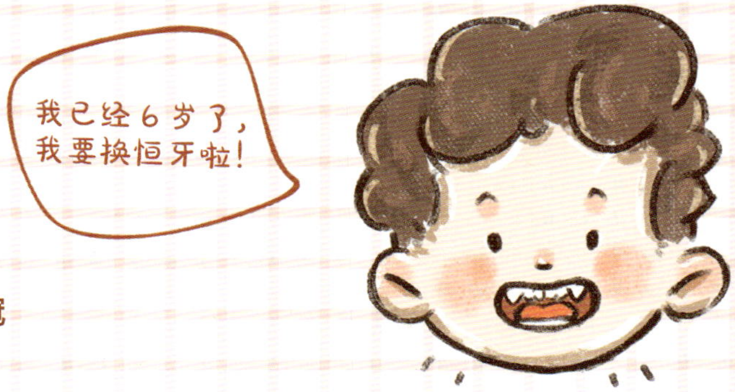


## 人为什么要换牙

婴儿出生6个月后，开始长出乳牙，一共可以长20颗。到了6岁后，乳牙开始脱落，长出新的牙齿——恒牙，这也叫六龄齿。恒牙可以长出32颗，也有的人只长出28颗或30颗，所有人的牙齿到17 ~ 20岁就差不多长齐了。

## 为什么会长出虎牙

正常生长称为尖牙。虎牙是由于乳牙早失而形成的。临近恒牙在萌出时向空隙处移动，挤占了尖牙的位置，当尖牙萌出时，没有足够空间，使尖牙外翘，因状似老虎的牙齿，所以称为虎牙。

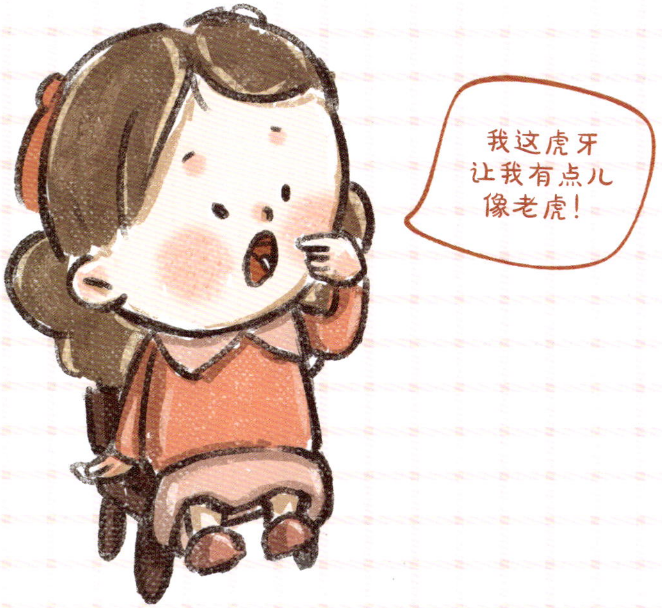
我这虎牙
让我有点儿
像老虎！

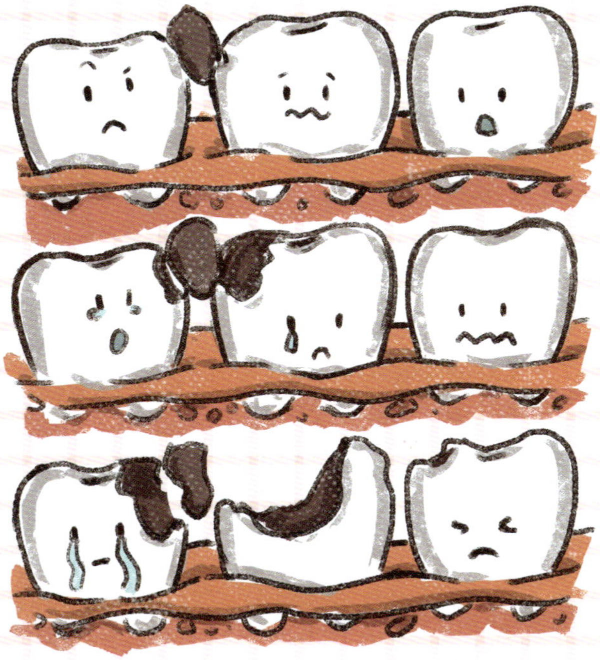

## 长虫牙是怎么回事

虫牙也叫龋齿。其实，虫牙与“虫子”没有半点关系。牙齿虽然是人体最坚硬的器官，但经不起食物残渣的“侵袭”。当食物残渣滋生出细菌后，就会逐渐把牙齿的表面腐蚀掉，形成龋洞，也就是虫牙。

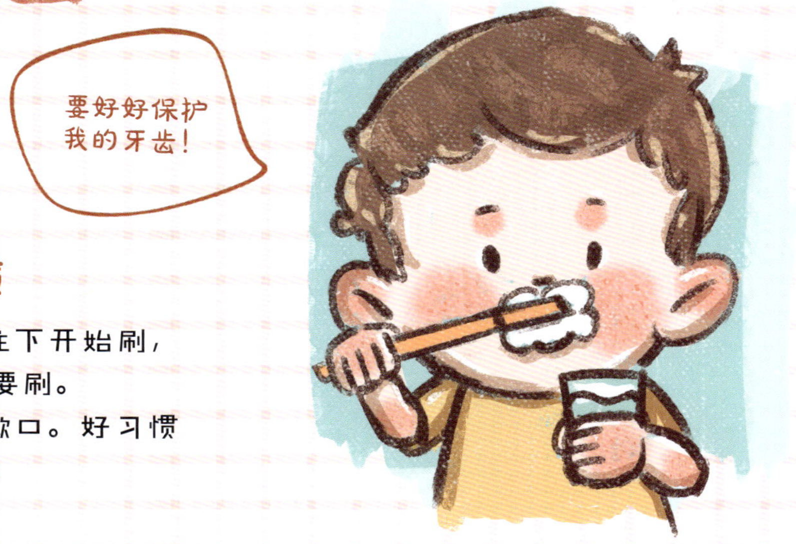
要好好保护
我的牙齿！

## 养成刷牙和漱口的好习惯

刷牙的方法是：上牙从上往下开始刷，下牙从下往上开始刷，咀嚼面也要刷。

吃完东西之后，用凉开水漱口。好习惯要坚持哟，争取保持一口好牙齿！

# 我口里的唾液

唾液，俗称“口水”。我们吃东西或看到酸的水果时，就会流口水。这口水是怎么来的呢？

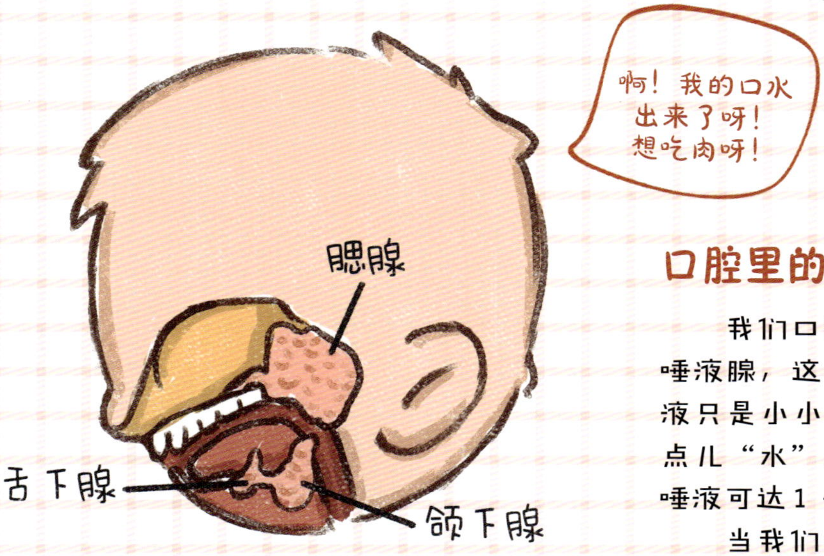


## 口腔里的唾液腺

我们口腔里有腮腺、颌下腺和舌下腺三对大的唾液腺，这些腺体都会分泌唾液。唾液腺分泌的唾液只是小小的“溪流”，在不知不觉中“送”出一点儿“水”，积少成多。一个成年人一昼夜分泌的唾液可达 1 ~ 1.5 升。

当我们吃食物时，食物的刺激会使唾液腺分泌大量的唾液。

## 情不自禁地流口水

我们在吃食物的时候，眼睛和舌头感受到食物的刺激，就会将食物的样子和味道存储到大脑中。例如，我们吃过糖葫芦之后，就会记下它的样子像一串圆珠子，它的味道又酸又甜。以后，我们只要见到糖葫芦，即使不吃，也会想起糖葫芦的味道，不免会流出口水来。这实际上就是条件反射，必须有吃过的经历，才会看到或提起时就分泌唾液。

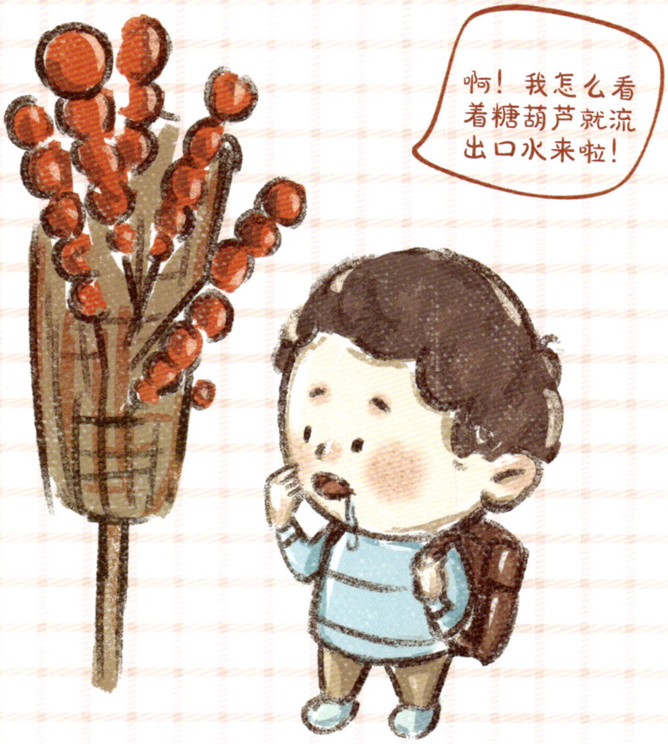

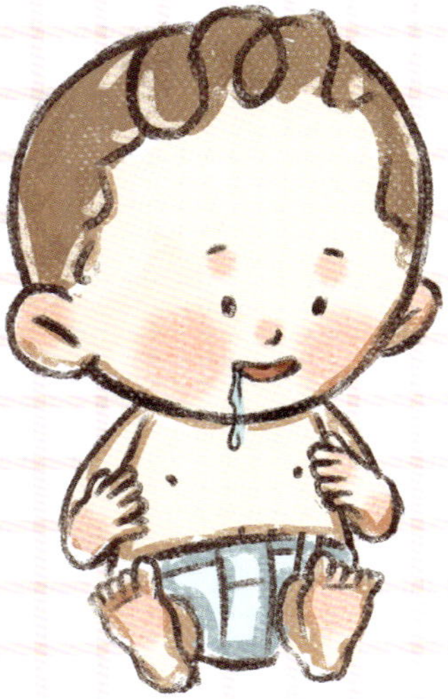

## 婴幼儿为什么会口水不断

刚出生的婴儿，唾液腺还没有发育完善，唾液会流得少一些。到了三四个月后，唾液腺逐渐发育成熟了，唾液分泌得就多起来。但这时候，幼儿不会像成人一样，控制并吞咽口水，所以，口水就会从嘴角流淌出来。

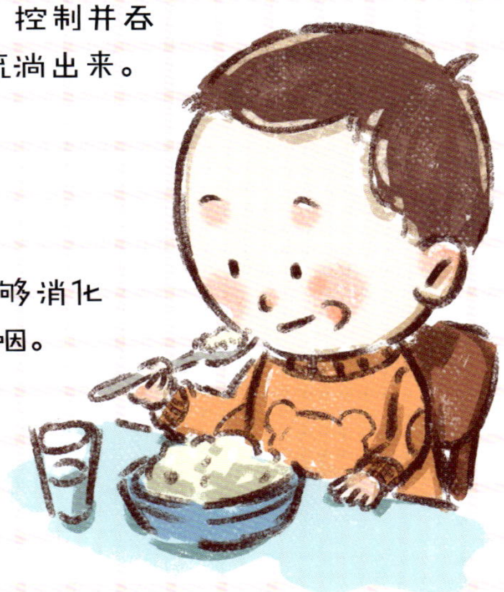

## 唾液的作用

口腔里分泌的唾液能够消化食物，湿润食物，便于吞咽。

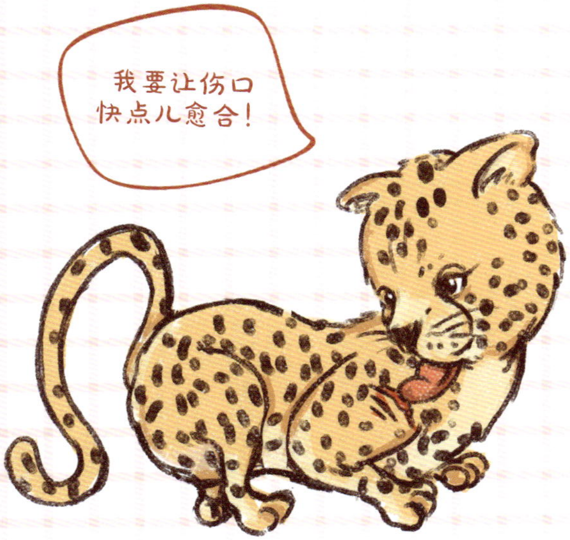


## 为什么动物喜欢用舌头舔伤口

动物受伤之后，喜欢用舌头舔伤口。原来动物唾液里含有一种生长因子，不仅可以止血，还可以加速伤口的愈合。

## 唾液里有什么

唾液的主要成分是水，约占 99%，另外的 1% 则包含了一些蛋白质、氨基酸、溶菌酶、激素，以及钠、钾、钙等其他成分。唾液里面还有唾液淀粉酶，能够将淀粉变成麦芽糖。

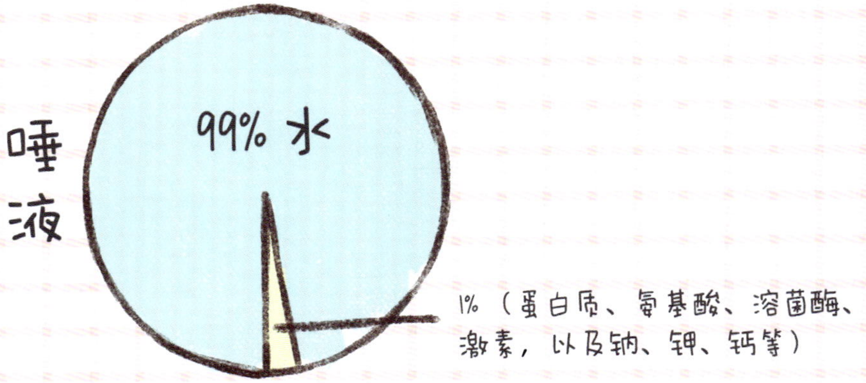

# 我的手

人人都有两只手，用手可以创造世界。小朋友，你对手了解多少哇？

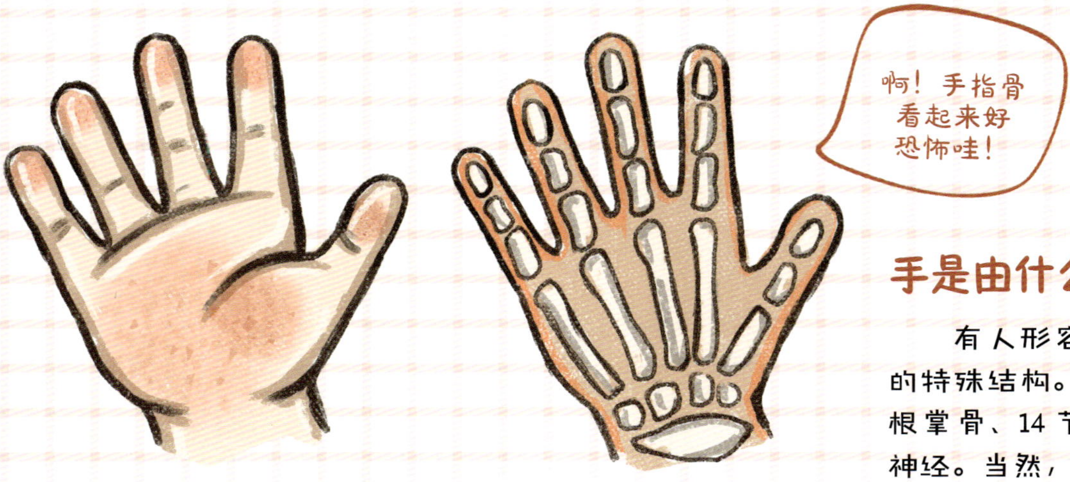


## 手是由什么组成的

有人形容手是万能的，这源于手的特殊结构。一只手就有 8 块腕骨、5 根掌骨、14 节指骨，还有若干肌肉和神经。当然，它还有特别丰富的血管。

## 哪个手指的作用大

人的 5 个手指中，大拇指最忙。大拇指既能单独活动，又可与其余 4 个手指进行合作。大拇指的功能要占全手功能的一半以上。各种精巧复杂的动作，都少不了大拇指来帮忙。如果没有大拇指的参与，手的掐、握、抓、捻本领都会大大削弱。

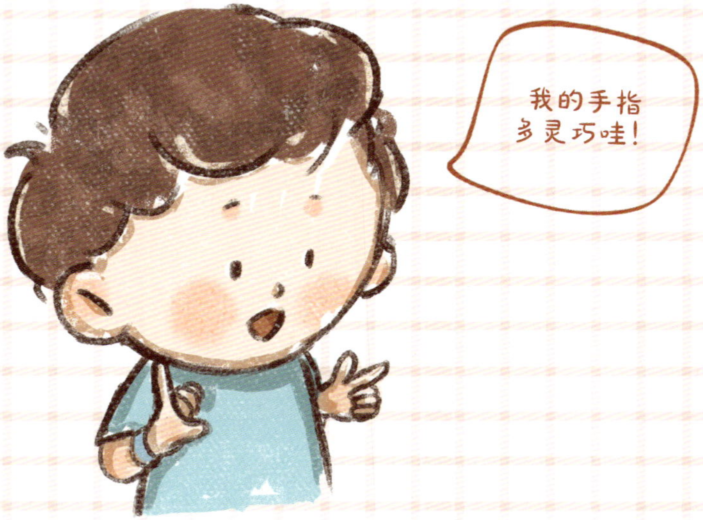


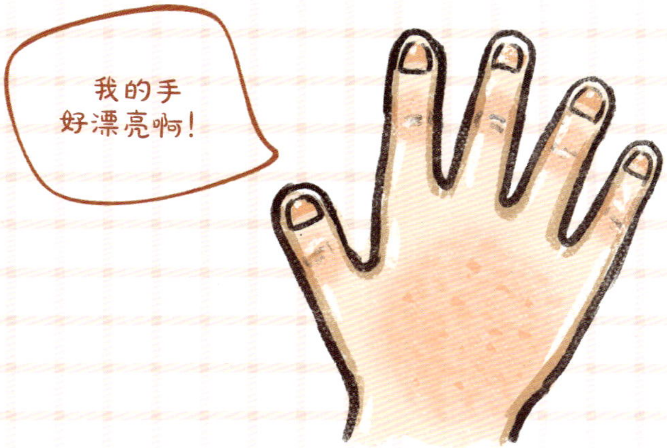


## 手指五个小兄弟

手是由很多块骨组成的。构成手指的小型长骨，就是我们所说的指骨。因为儿童正处在生长发育中，儿童的指骨比成年人的软并且很脆弱，当指骨长成后，坚韧度就会大大提高。

## 握起你的拳头

我们的手指骨骼虽然很多，但每一块骨都不能单独活动，需要在神经系统的支配下，与肌肉、关节相互配合，才能动起来。不妨握起你的拳头观察一下，你会发现握拳、伸掌是如此自如。

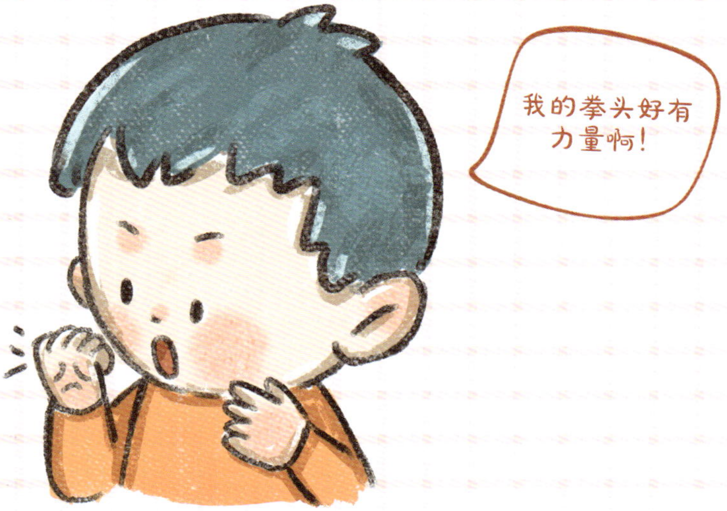
我的拳头好有力量啊！

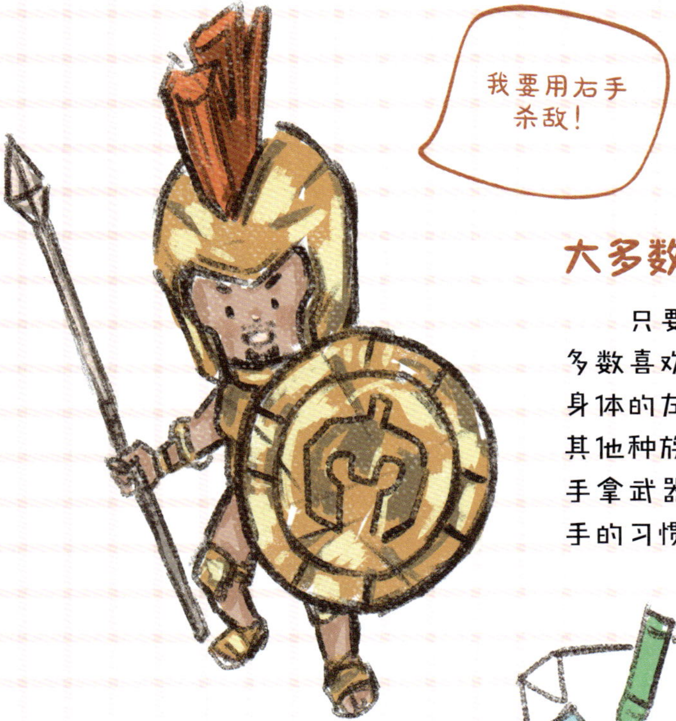
我要用右手杀敌！

## 大多数人喜欢用右手

只要留心观察就会发现，我们周围的人多数喜欢用右手。原来，这与人的心脏长在身体的左侧有关。古时候，人类在跟动物或其他种族打仗时，习惯用左手保护左胸，右手拿武器、工具，时间久了，便形成了用右手的习惯。

啊！我的手好灵巧哇！

## 手有哪些功能呢

我们有了手，就能照顾自己的生活起居，能够进行各种活动，如写字、绘画、奏乐等。手还能形成抓握姿势，使人能够做出抓住或操纵等动作。难怪有人形容它是“万能的手”。

# 我的脚

每个人都有两只脚，我们每天用脚进行走路、跑跳等运动。千里之行，始于足下。小朋友，你对脚有多少了解呢？

## 脚的结构

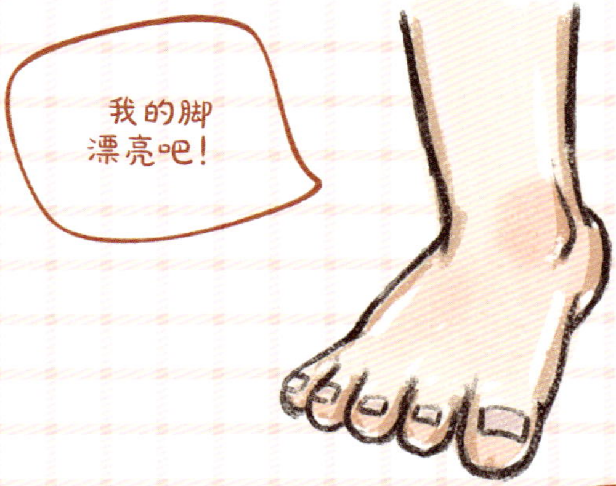


脚一般有 26 块骨，附有 107 条韧带和 19 块肌肉。这些骨头的位置分布得非常科学合理，能够使全身的重量均匀地分配在每一部分上，宛如大军事家调兵遣将，处处都能兼顾周到。

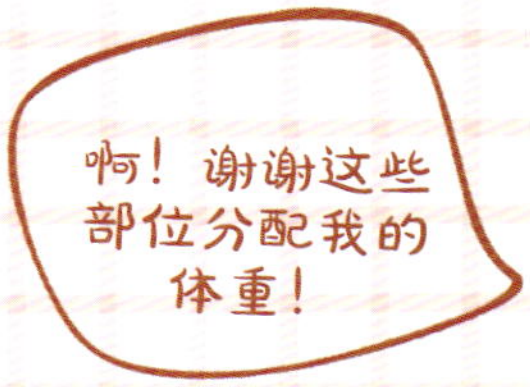


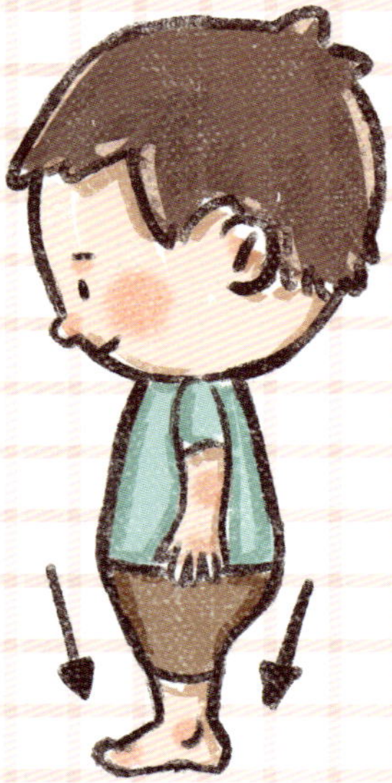

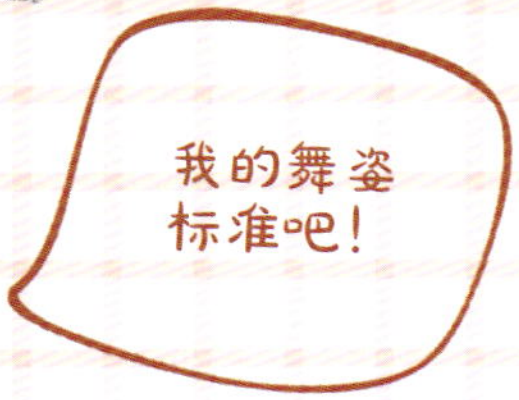


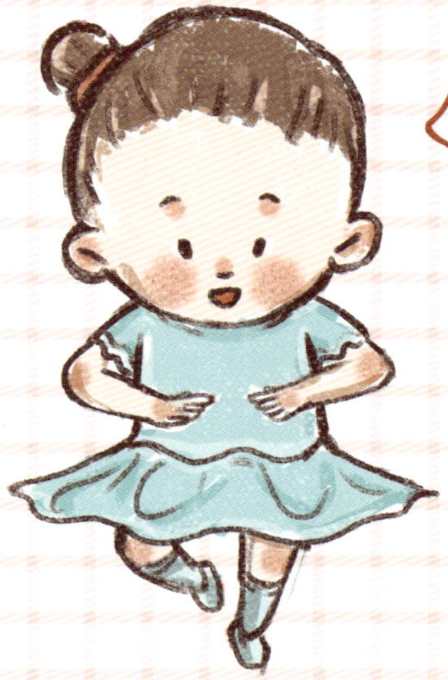

## 体重在脚部的分配

一个体重是 65 千克的人，站立时，大趾骨将分配到 6 千克的重量，趾骨分配到 6 千克的重量，趾骨分配到 3 千克的重量，其余的重量则平均分配在两只脚跟上。

## 脚部的功能

脚有支撑和平衡作用，无论人处于运动还是静止状态，脚都可以防止人体摔倒。当人在走路、跑步或跳跃时，脚能够协助人离开地面。在进行上述运动时，脚是人体与地面唯一接触的部位。

## 右脚是艺术家，左脚是工作者

大多数体育运动员、舞蹈演员、戏剧演员在运动或表演时，常用左脚作为支撑人体的主轴，而用右脚来表演各种动作。难怪有这样一句名言："右脚是艺术家，左脚是工作者。"看来是很有科学道理的。

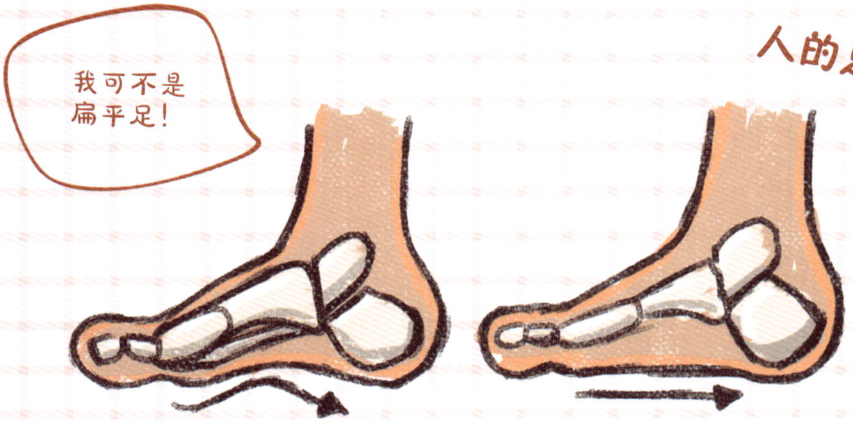


## 人的足弓

脚的骨头再加上相关的韧带等组成了人的足弓。足弓由韧带和肌腱支撑，能够保证直立时足底支撑的稳固性。当身体跳跃或从高处落下着地时，足弓的弹性能够缓冲震荡，保护足底的血管和神经免受压迫。

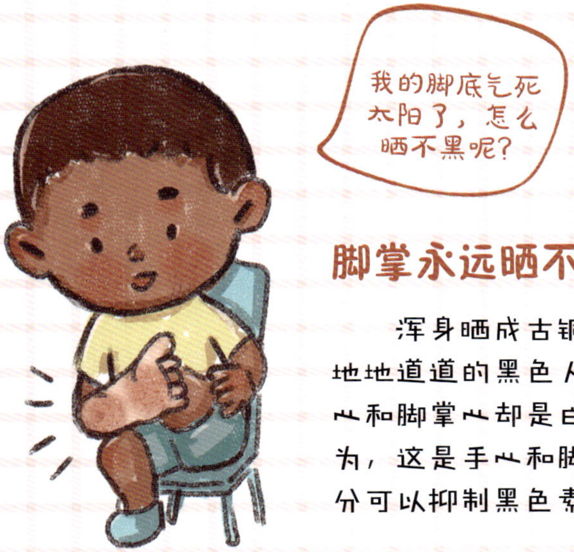
我的脚底气死太阳了，怎么晒不黑呢?

## 脚掌永远晒不黑

浑身晒成古铜色的人，或者地地道道的黑色人种，他们的手心和脚掌心却是白的。科学家认为，这是手心和脚掌心的某些成分可以抑制黑色素增加的缘故。

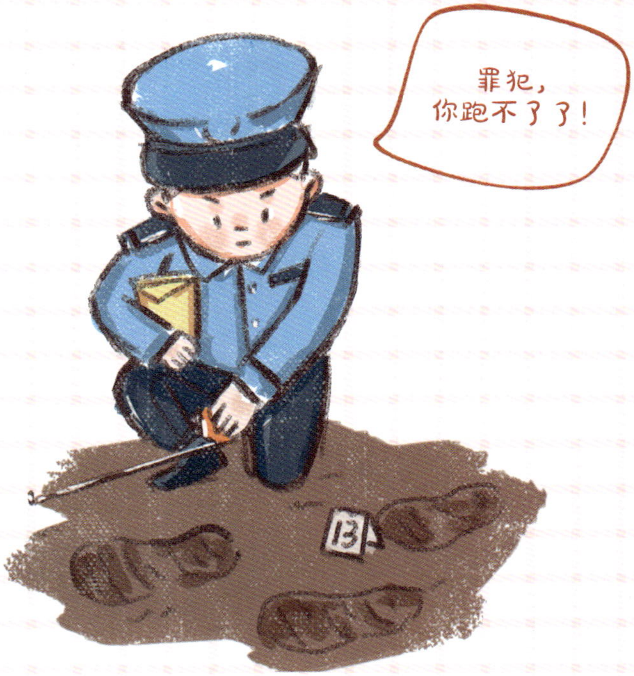
罪犯，你跑不了了!

## 利用脚印破案

一般来说，一个人 7 个脚底的长度大约等于自己的身高。近年来，通过精确测量和研究，科学家已经得出一些从脚印推测身高的公式：例如，身高（厘米）= 脚印长度（厘米）× 6.876。所以只要知道了脚印长度，就可以大致推算出该人的身高，这对破案很有帮助。

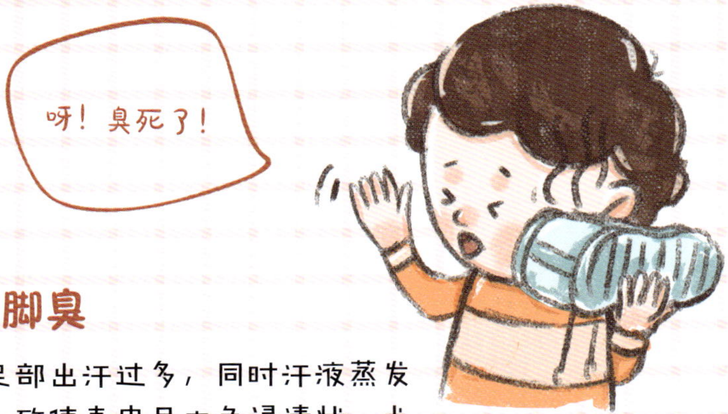
呀! 臭死了!

## 发生脚臭

足部出汗过多，同时汗液蒸发不畅，致使表皮呈白色浸渍状，尤其以趾间最明显，严重多汗可引起水疱、糜烂或角化过度，很容易继发真菌感染而引起脚臭。

# 睡眠与做梦

我们每天都需要睡觉。在睡觉时，我们常常会做梦。对于睡眠与做梦，你了解多少呢？

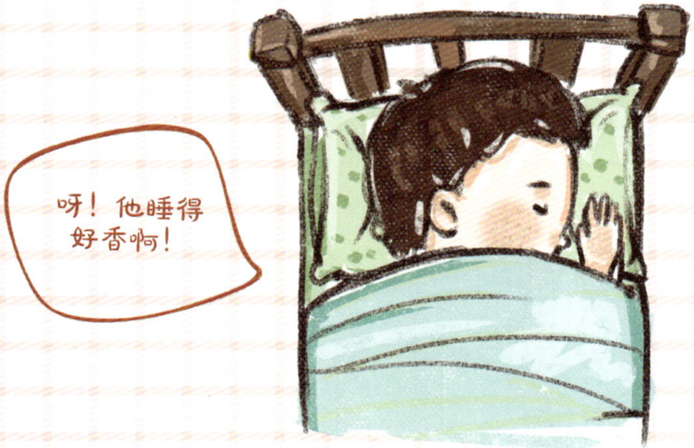


## 睡眠

睡眠是一种脑和整个神经系统乃至全身彻底休息的方式。我们一生大约 1/3 的时间都花在睡眠上。所以，睡眠对每一个人来说都十分重要。

俗话说：“不会休息，就不会工作。”大脑疲劳时，脑细胞就会主动从兴奋状态转化为抑制状态，要求人进入睡眠。

## 睡眠时间

不同年龄的人，其睡眠时间是不同的。新生儿几乎整天都在睡觉。2 岁到 4 岁的幼儿，一天约睡 12 小时。5 岁到 6 岁的幼儿，一天约睡 11 小时。7 岁到 14 岁的儿童，一天需要睡 10 小时。15 岁以上的人一天大约睡 8 小时就够了。60 岁以上的老人，睡眠时间为 6 小时，甚至更少。

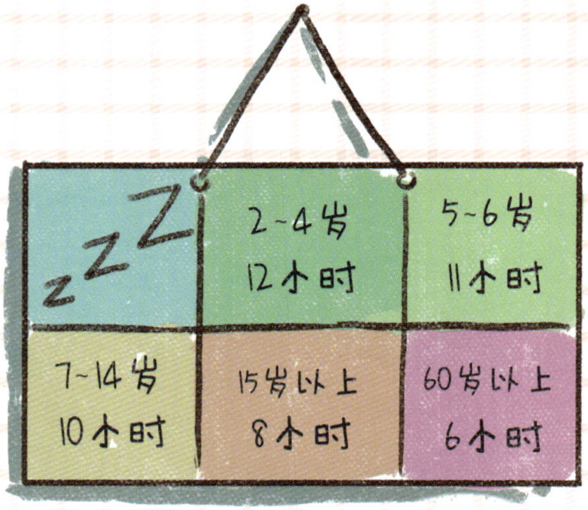


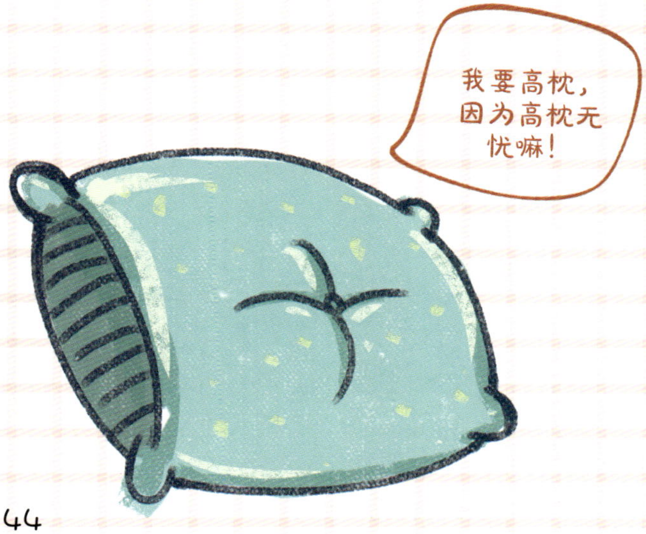


## 睡觉时枕头多高为宜

睡觉时，头与躯干要保持水平，即仰卧时枕高与自己一拳的高度一致；侧卧时，枕高与自己一拳半的高度一致。这个方法也适用于儿童。对成年人来说，枕高以 10 ~ 15 厘米较为合适。

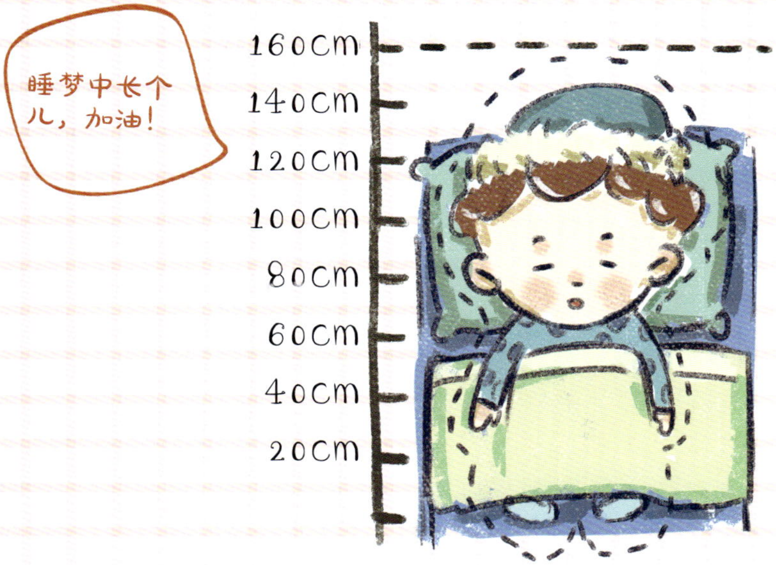


## 睡觉时也会长个儿

正在生长发育的儿童，每天的睡眠量一定要得到保证。这是因为，有一种生长激素能够促进人体的生长，而且晚上睡觉时，生长激素分泌得最多，所以，充足的睡眠、合理的营养有助于儿童长个儿。

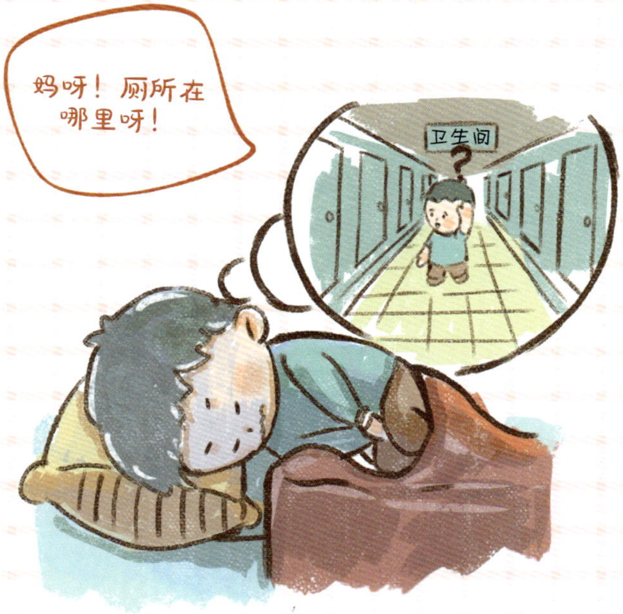


## 做梦

一般认为，人在睡觉的时候，外界的各种刺激或残留在大脑里原有的兴奋痕迹会引起大脑局部的兴奋，就会产生梦。当你处于睡眠中膀胱又充满了尿液时，你就会做梦四处找厕所；一条腿搭在另一条腿上，做梦奔跑就可能跑不动或被绊倒；在幼儿园里跟哪个小朋友吵架后，梦里或许还会跟对方在一起玩呢！做梦，都是平时所经历过的点点滴滴的不全面的再现。不同年龄段，会出现不同的梦境。

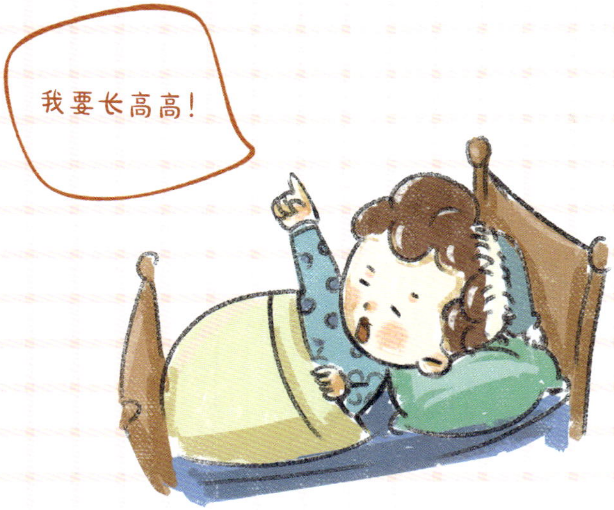


## 有人为什么会说梦话

人在睡觉时，虽然大脑休息了，但还有一部分神经细胞可能没有休息，这就是人睡得不熟的时候。因为脑神经细胞还在活动，所以有的人就会做梦。如果是负责记忆的细胞没有休息，梦中就会重现以前经历过的事情；如果是负责言语的神经细胞还处于兴奋状态没有休息，就会指挥人不知不觉地说话，这就是梦话。

# 我的发声

我们会说话，会发出声音，会唱儿歌。你了解我们发声的器官吗？

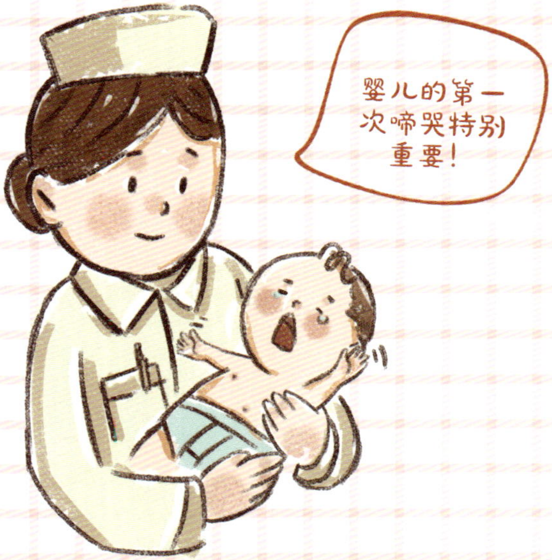


## 婴儿的第一次啼哭

婴儿刚出生时，由于生长环境发生了巨大变化，婴儿的胸廓突然扩张，肺也随着扩张，婴儿第一次吸入空气。吸气之后，与吸气有关的肌肉舒张，胸廓缩小，肺随着回缩，使肺内的部分气体排出体外。当气体由肺排出，气体经过喉咙，冲击了喉腔中的声带，引起声带的振动而发声——婴儿第一次啼哭，也是第一次发声。

## 认识一下声带

声带是喉腔内的黏膜反褶，左右各一，很薄，呈半透明状态，坚韧而富有弹性。因没有血管，活体看上去是银白色的。小孩的声带长 6 ~ 8 毫米，成年女子的声带为 15 ~ 20 毫米，成年男子的声带为 20 ~ 25 毫米。

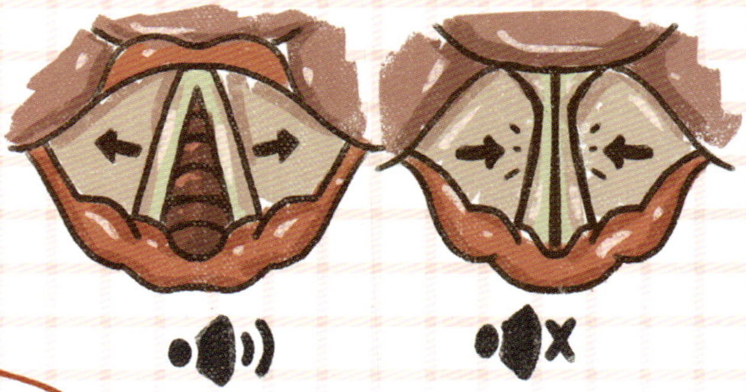

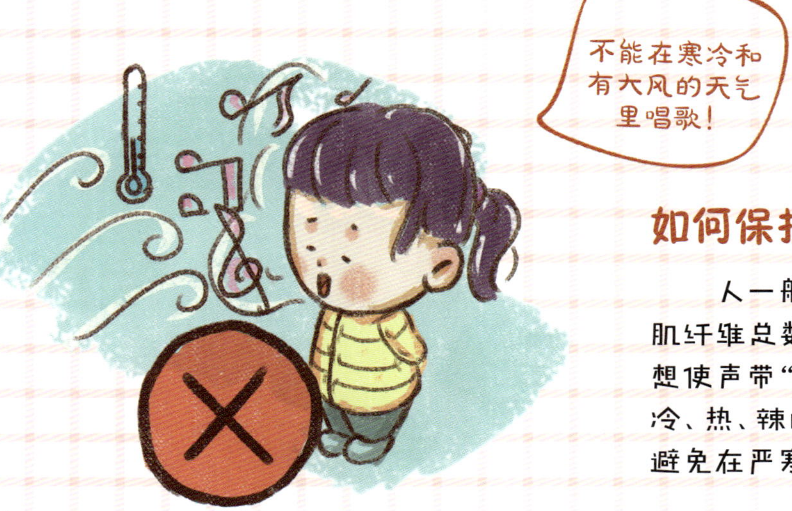


## 如何保护声带

人一般在30岁之后，声带的弹性就会变差，肌纤维总数就会减少，声带开始“老化”。要想使声带“永葆青春”，平时不要使声带受到酸、冷、热、辣的刺激；剧烈活动后，不要高声歌唱；避免在严寒和大风天气里练唱。

## 发声的过程

发声与身体的“零部件”——喉有主要关系。喉在咽的底部，与气管相连。在喉腔侧壁各有一条声带，声带之间的裂隙叫作声门。

发声时，声带黏膜就像麦浪一样此起彼伏着。尤其是发中音时，这种运动更加活跃。

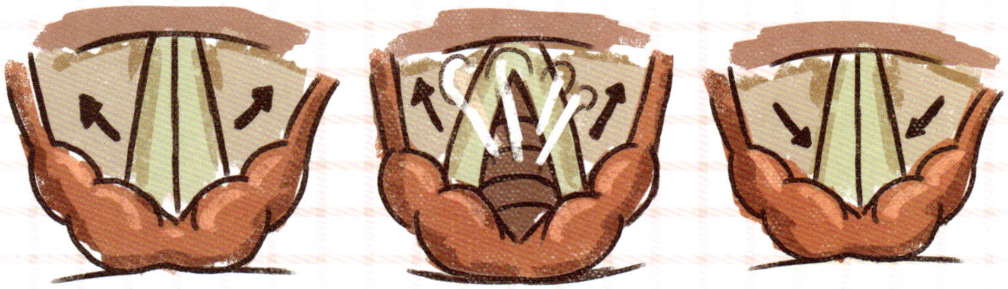

1. 说话时，声门闭合。
2. 肺内的气体通过，将声门冲开，从肺里排出气体会使声带振动从而发出声音。
3. 随后，空气的压力变小，声门又重新闭合。

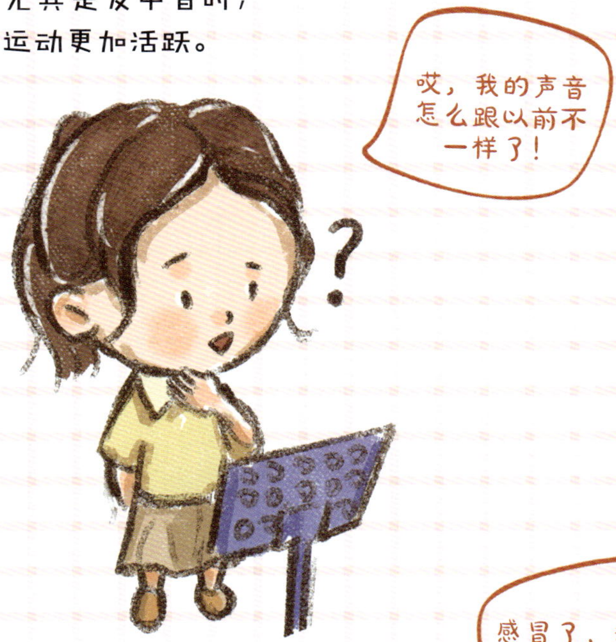
哎，我的声音怎么跟以前不一样了！

## 变声期的护理

无论男女，到了青春期都会出现“变声期”，从童声变为成人声。此时，要有充足的睡眠和营养，少吃刺激性食物，避免大喊大叫。如出现声音嘶哑，需要暂时禁声。

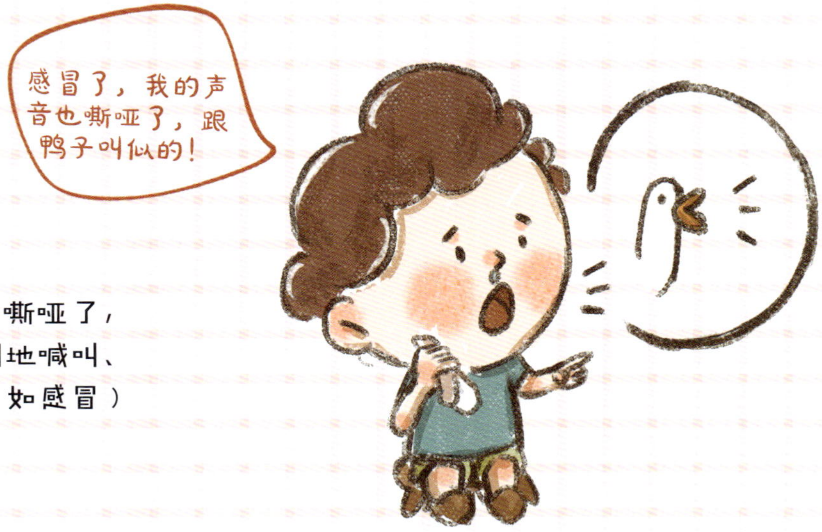
感冒了，我的声音也嘶哑了，跟鸭子叫似的！

## 声音怎么会嘶哑

有时候，我们会觉得自己的声音嘶哑了，主要是声带过于疲劳所致，例如长时间地喊叫、悲伤大声啼哭、大声说笑，或者疾病（如感冒）都会引起声音嘶哑。

# 身体生病了

身体舒服的时候，说明你很健康；一旦身体出现不舒服的感觉，说明你生病了。

## 我感冒了

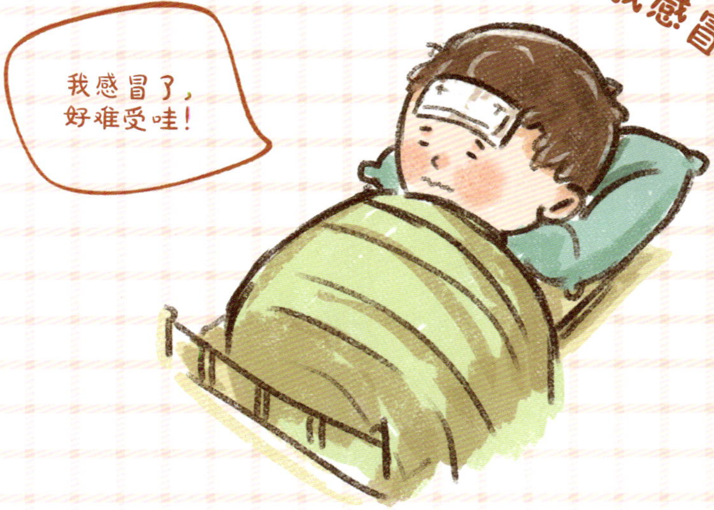
我感冒了，
好难受哇！

空气中飘浮着很多细菌、病毒，当它们通过手或呼吸道侵入我们体内时，身体就会出现流鼻涕、打喷嚏等现象。如果病情过于重的话，还可能引起中耳炎、支气管炎等疾病。所以我们吃饭、喝水前，一定要把手洗干净。

## 我发热了

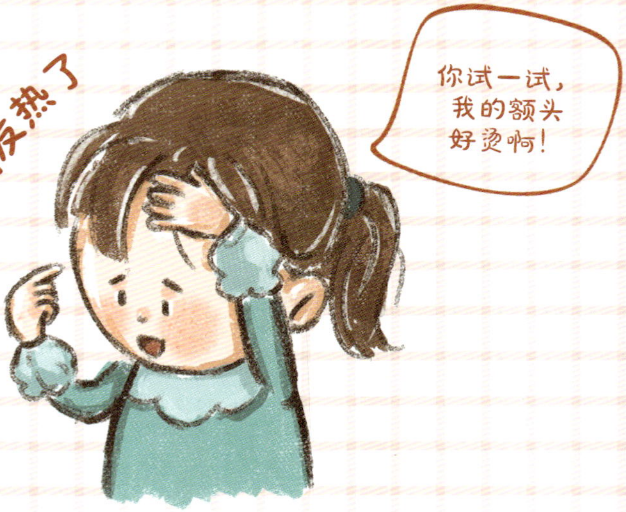
你试一试，
我的额头
好烫啊！

人体腋窝正常温度为 36 ~ 37℃，超出 37℃就是发热，38℃以下是低热，39℃以上是高热，说明自己的身体问题较严重。脑中的体温调节中枢对体温起调节作用，但是一旦有病原体进入人体的话，体内的防御系统就会跟这些病原体作斗争，导致体温升高，也就是发热。

## 呕吐和腹泻

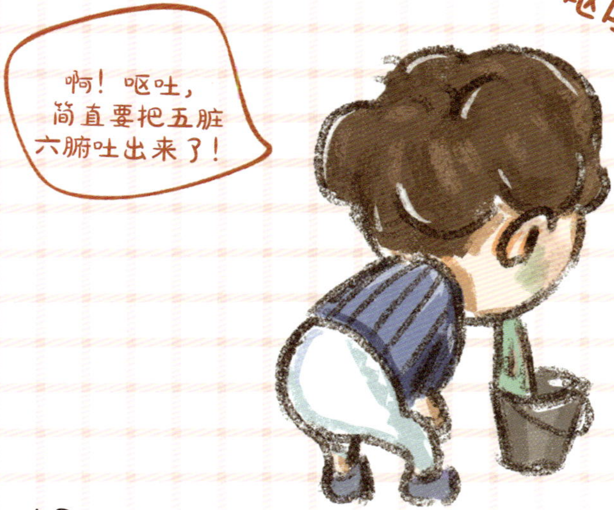
啊！呕吐，
简直要把五脏
六腑吐出来了！

我们在吃东西时，有时候吃的东西不对，吃的东西种类很多，或者吃的东西腐败变质，或者贪口一次吃得过多等，都会引起身体不适，让自己生病。这时往往会出现恶心、呕吐或腹泻等症状。所以，我们吃饭、喝水一定要讲究卫生，不吃腐败变质的食物，不能一次吃得过饱。

## 头疼与头晕

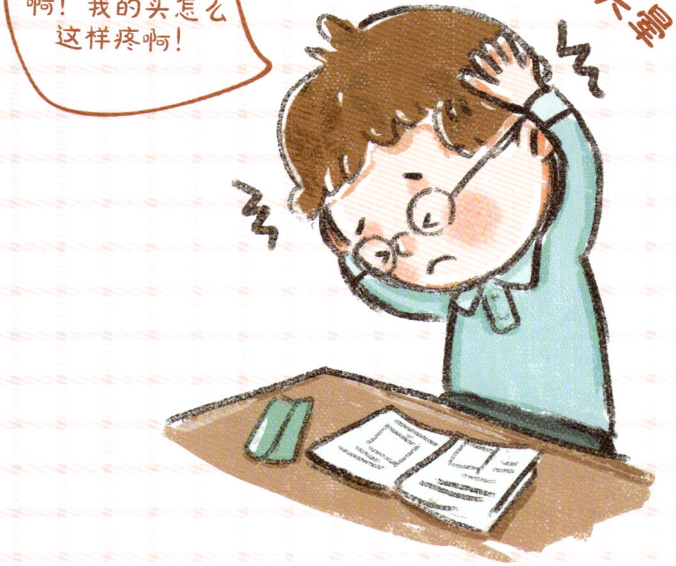
啊！我的头怎么
这样疼啊！

眼睛疲劳或者精神上有了压力，大脑里面的血管就会产生变化，这时就会头疼，应该注意休息。一些疾病也能导致头疼。

转圈时出现的头晕，不算毛病。有时候自己觉得头发晕，或许是贫血造成的。缺铁性贫血是由于身体中缺少铁元素而引起的一种营养缺乏症。铁是影响血红蛋白生成的重要成分，一旦缺铁，血红蛋白就无法合成，造成身体缺血。所以，平时我们应该多吃一些含铁丰富的食物，如菠菜、胡萝卜和贝类。

## 肚子疼

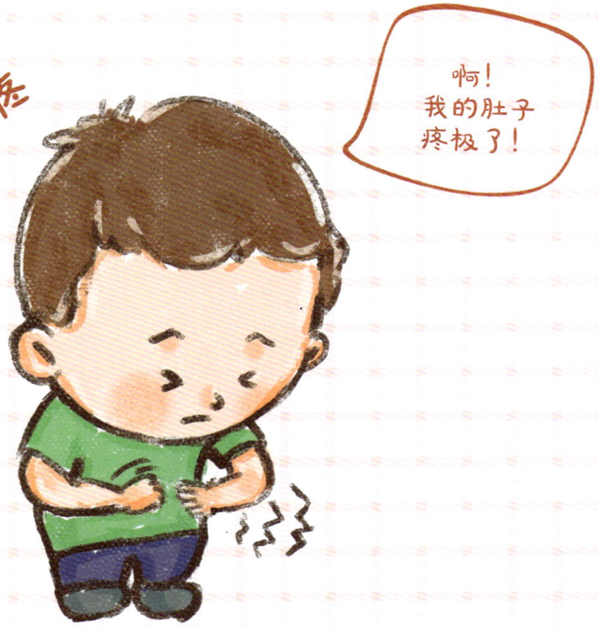
啊！
我的肚子
疼极了！

多吃了一些凉的食物，肚子就会疼起来。如一次吃了过多的冰块儿，肚子就会疼起来。原来，吃了过多的冰块儿，会让消化道的温度骤然降低，影响消化功能，胃肠的肌肉（平滑肌）就会蠕动迟缓，于是，肚子就会疼起来。

## 出现厌食

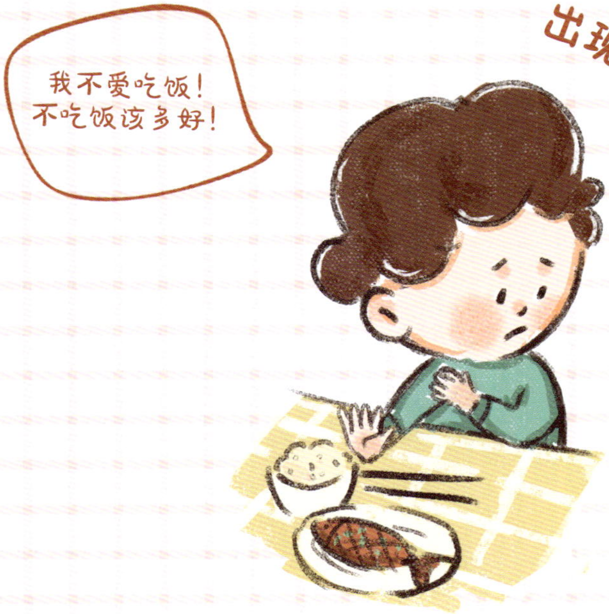
我不爱吃饭！
不吃饭该多好！

色香味俱全的食物摆在面前，但自己并不感兴趣，这就是出现了厌食症状。这主要是消化系统或精神上出现了问题，除需要看医生外，还要尽量避免甜食、饮料、零食、油炸食品的摄入，尤其避免进食巧克力，以减轻小儿肠胃负担。家长平日要注意饮食荤素搭配，色彩鲜艳，以增强孩子食欲。

# 人体的免疫

我们虽然处在细菌、病毒的包围之中，但平常不会受到它们的伤害。原来，我们身体自身就有免疫力，能保护我们的安全。

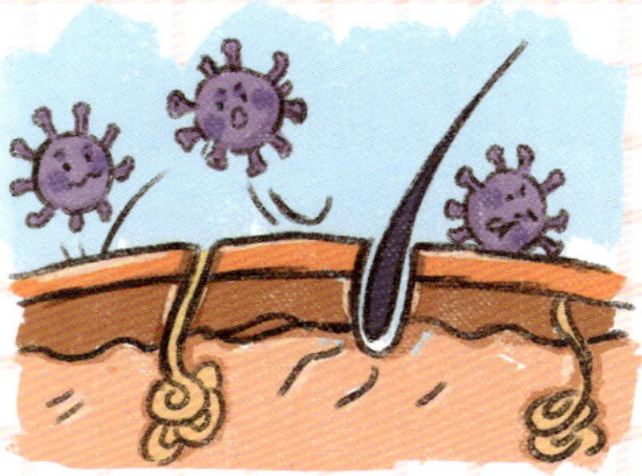

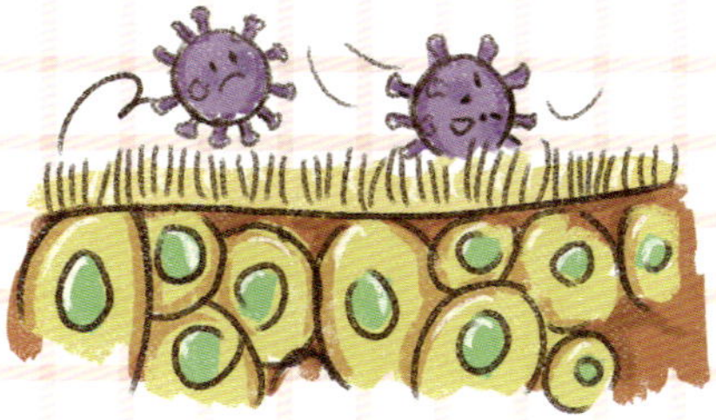

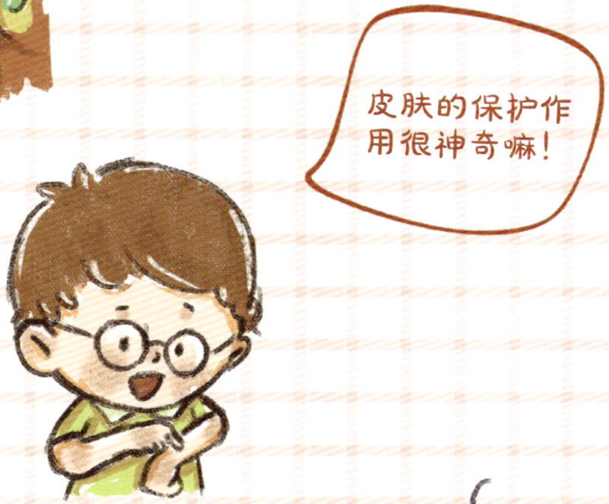


## 人体的第一道防线

皮肤是保卫人体的第一道防线。皮肤的细胞排列紧密，可防止环境中的病菌和化学物质的侵入；皮肤的分泌物还有杀菌作用。

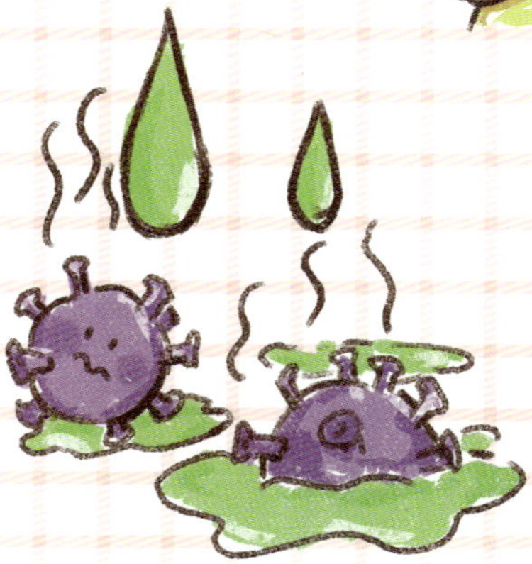

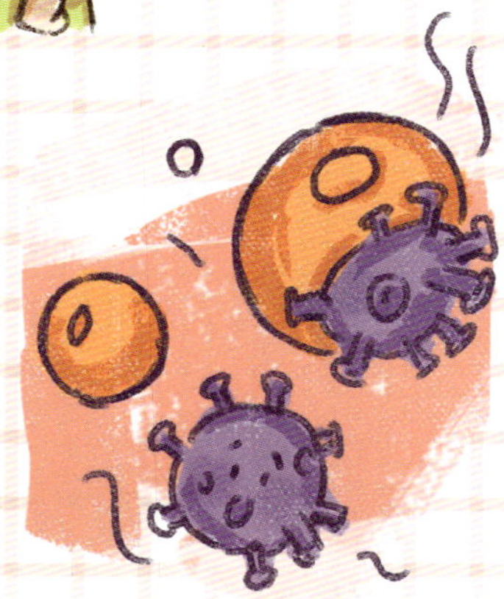

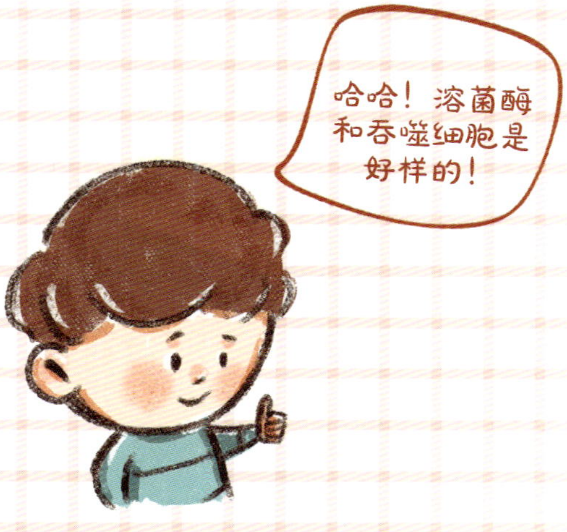


## 人体的第二道防线

体液中的杀菌物质和吞噬细胞是保卫人体的第二道防线。杀菌物质中的溶菌酶，可以破坏病菌，让对方土崩瓦解。

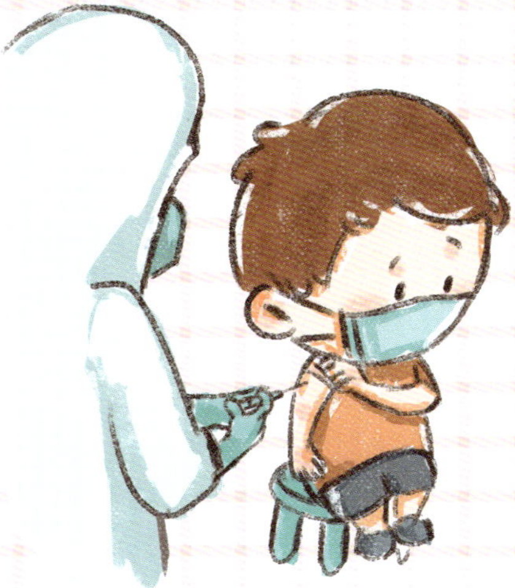
我打的疫苗就
是让身体产生
抗体的！

## 人体的第三道防线

免疫器官（如胸腺、淋巴、脾脏等）和免疫细胞（如淋巴细胞和白细胞）是保卫人体的第三道防线。当病原体侵入人体后，刺激淋巴细胞可以产生一种抵抗该病原体的特殊蛋白质，我们叫它抗体。对进入人体的病原体，我们叫它抗原，当身体产生抗体时，就会把体内的抗原清除掉。

## 计划免疫

根据传染病的发生规律，将各种安全有效的疫苗，有计划地给儿童接种（打预防针），以预防、控制和消灭相应传染病，保护儿童健康，这就是计划免疫。

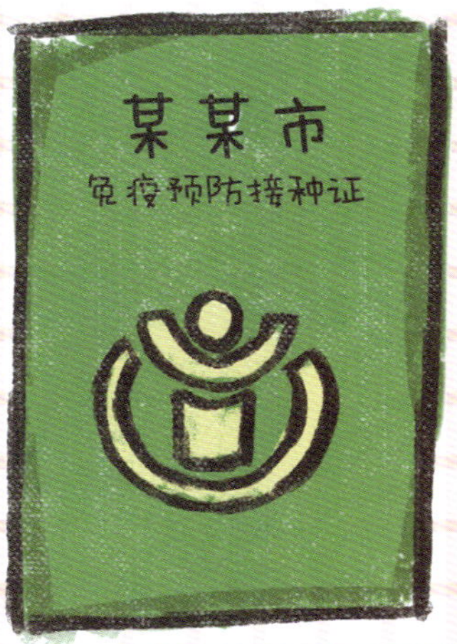
某某市
免疫预防接种证

## 婴儿出生第一针

在医院里，婴儿刚出生，医生就会给婴儿接种卡介苗和乙肝疫苗。婴儿满两个月后，需到户口所在地办理接种证，按时接种疫苗。

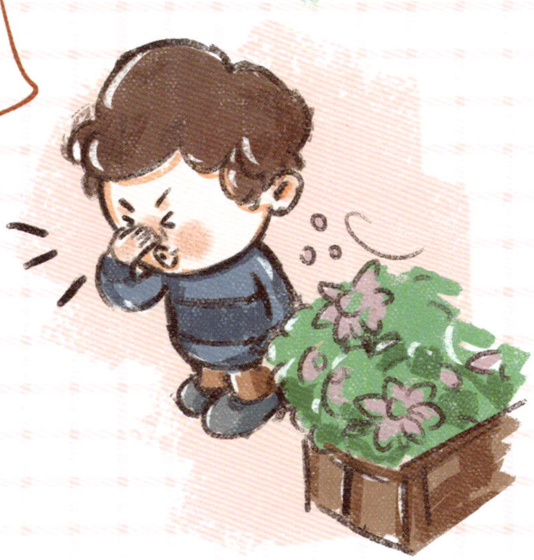
唉，我对花粉
敏感！

## 过敏

当身体接触了一些不喜欢的东西，如花粉、香料、杀虫剂……会出现打喷嚏、呼吸不畅、起红疹等现象，说明你对这些东西过敏。

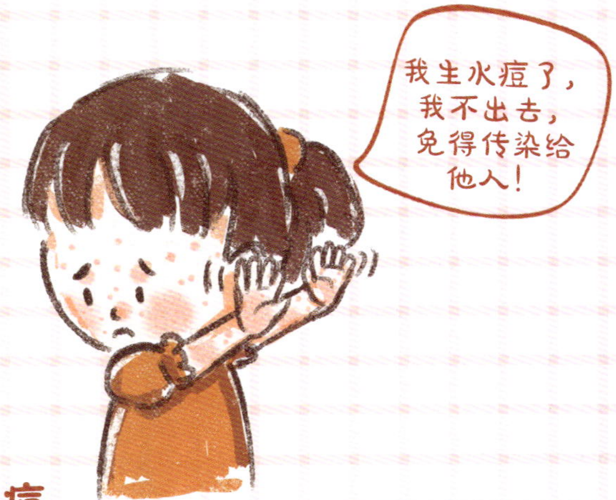
我生水痘了，
我不出去，
免得传染给
他人！

## 水痘

身体一旦感染了水痘病毒，就会发热，全身起斑疹、丘疹或疱疹。这个时候要注意，千万不要把皮肤抓破，否则，身上会留下难看的疤痕。在感染初期，不要外出，免得传染给他人。

# 我的皮肤

皮肤是人体的“外衣”，直接和自然接触。用手摸一摸皮肤，你会感到很光滑，富有弹性和韧性。不过，皮肤远不只起着人体“外衣”的作用。

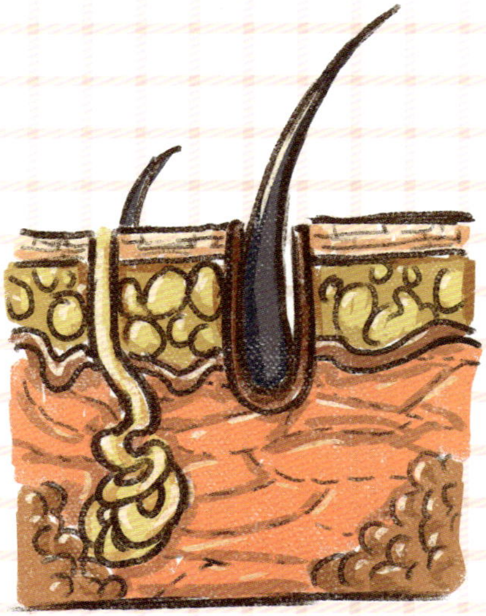

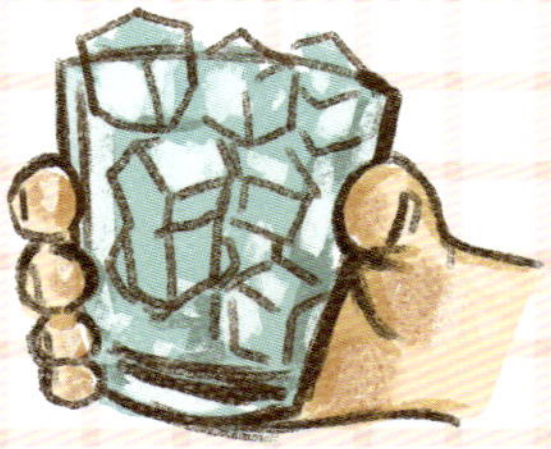

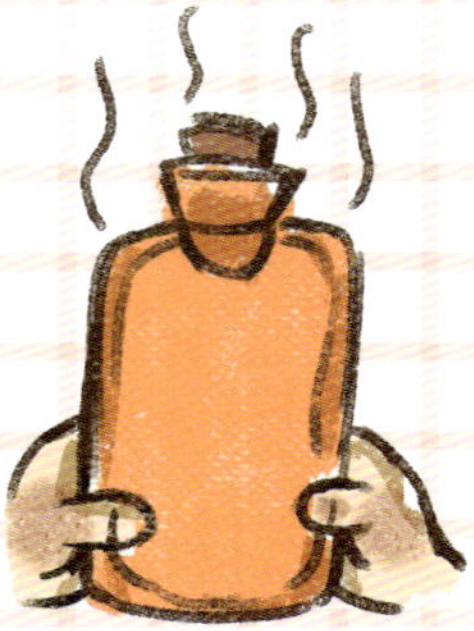

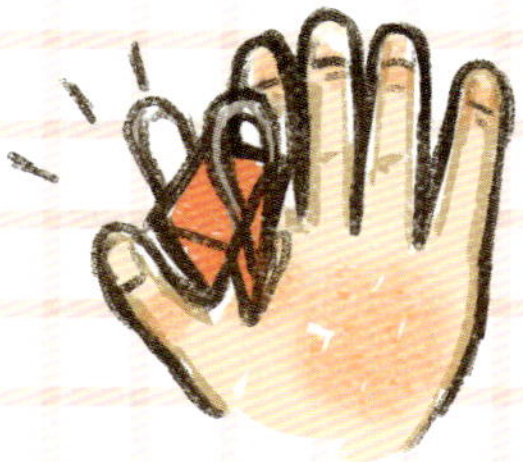

## 皮肤的结构

皮肤由叫表皮和真皮组成，上面还有毛发和指（趾）甲等附属物。皮肤能够感受冷、热、痛、触摸和压的感觉。

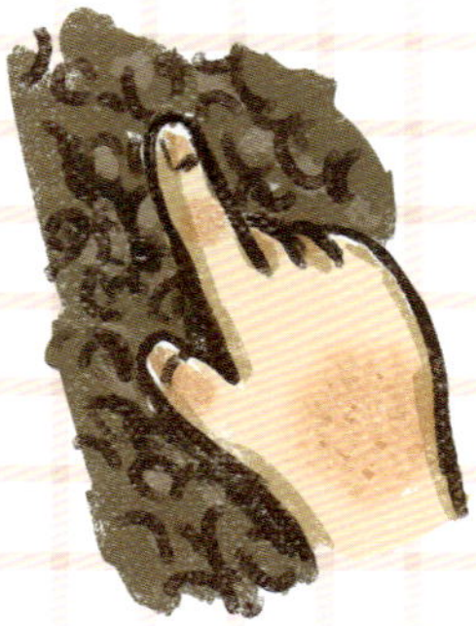

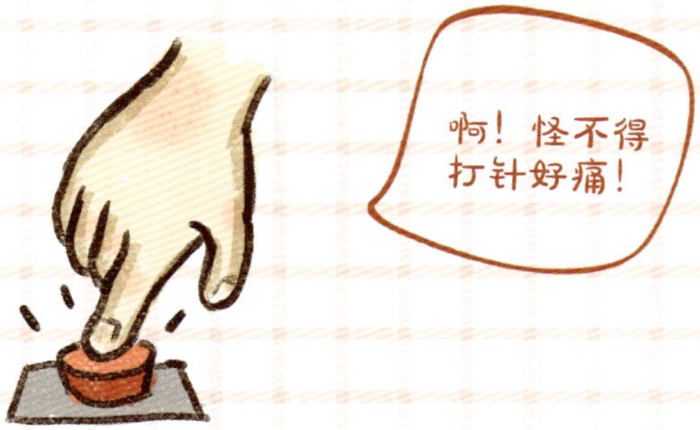


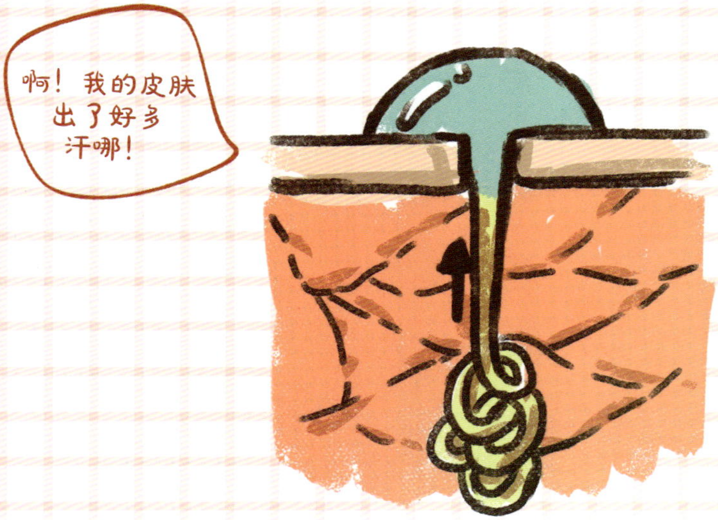


## 特殊的保护

皮肤的细胞排列十分紧密，保障了体内水分不被蒸发；皮脂腺分泌皮脂，能够防止皮肤干燥；皮肤可以防止外界的细菌、病毒进入，对人体起保护作用；皮肤下面有脂肪层，可以对外界的撞击起缓冲作用；还有，皮肤有助于人体出汗散热。

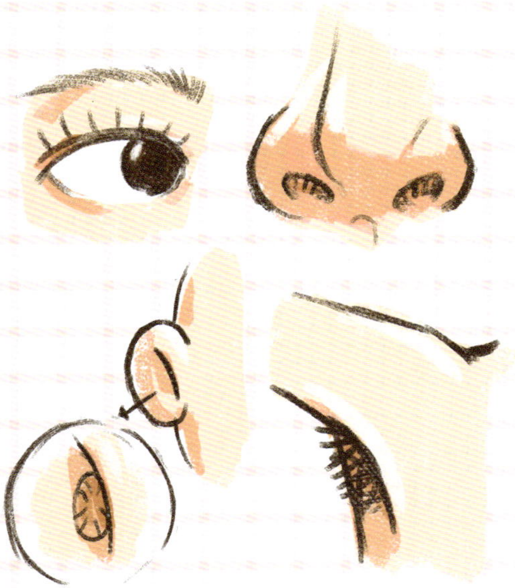

## 皮肤上的毛发

提到毛发，我们首先会想到头发，人的头发大约有10万～15万根。其实，人体有毛发的部位不少，人的毛发包括鼻毛、眉毛、眼睫毛、耳毛、头发等。头发可以防寒保温、防日晒、防紫外线的照射等。婴幼儿时期，头部的骨骼没有完全闭合，头发的作用更为重要。

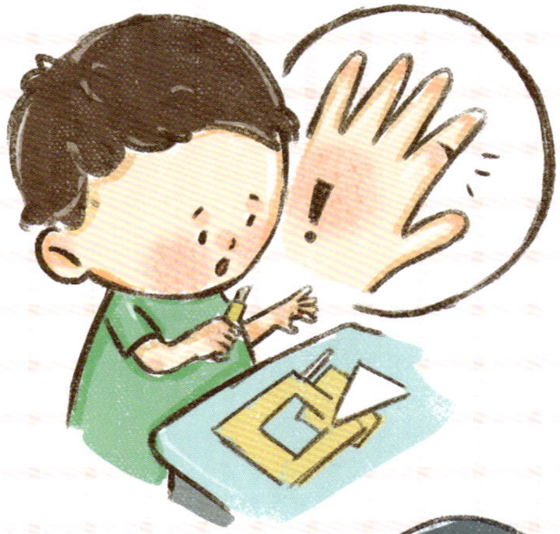

## 伤口结痂

皮肤在人体的最外层，也最容易受到伤害。当削铅笔时，如果不小心伤到皮肤，就会出现流血现象。你会发现，皮肤流血一会儿就会停止，这是因为血液中的血小板起到了凝血作用。再过一段时间，伤口就会结痂，阻止外界病菌进入人体。

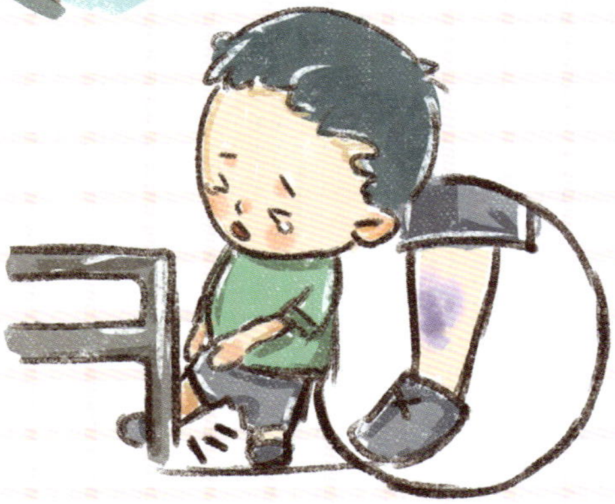

## 鸡皮疙瘩

当人体的温度降低时，皮肤内的血管就会收缩，以保持热量。这时，毛囊周围的立毛肌收缩，将毛发向上拉伸，周围的皮肤就会突起，于是，鸡皮疙瘩就形成了。

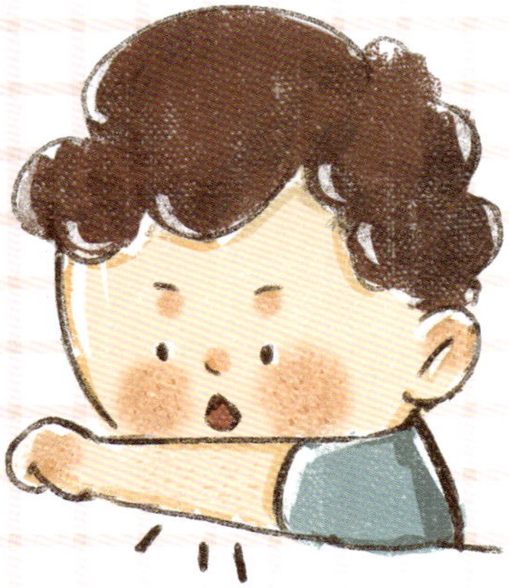

## 预防痤疮

痤疮，也叫“粉刺”。儿童期到青春期，因为体内雄性激素分泌量增多，皮脂腺分泌也会旺盛，一旦皮脂排不出去，就可能发生痤疮。预防痤疮，一定要用温水和香皂洗脸，多吃蔬菜和水果，少吃含脂肪和糖类多的食物，少吃刺激性食物，如辣椒等。

## 皮肤瘀血

我们不小心碰撞皮肤后，就会出现瘀血现象。这是伤到了皮下的毛细血管，导致其出血造成的。所以，我们要好好地保护皮肤。

# 我的咽喉

在军事上，通常形容重要的地方为“咽喉之地”。足见，咽与喉在人体中的地位有多么重要。

## 区分咽与喉

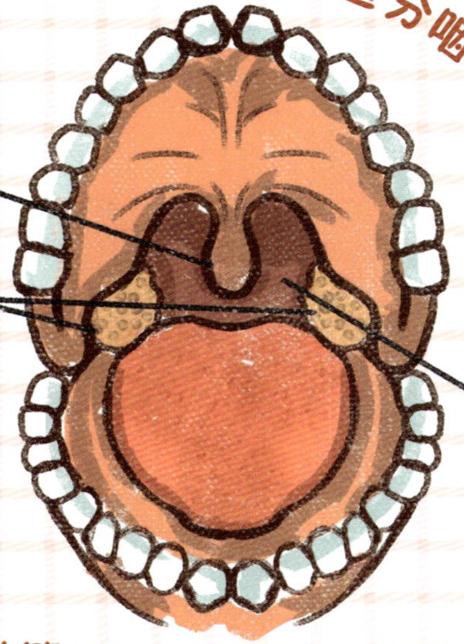


咽与喉，是两个不同的器官，位置上紧密相连，是亲密的“邻居”，担负着重要任务，生病时也常常受连累一起发炎，所以有时就合称为咽喉了。

咽在喉的上部，是呼吸和吃饭时的共同通道。我们张开嘴，在舌头根部、扁桃体附近就是咽部。

喉位于颈部的前上部，是呼吸的通道和发声的器官。这里的骨头向外突出，形成喉结，里面有声带，空气振动声带而发声。

## 吃饭时不要说笑

在喉腔的前部有一块像叶片状的软骨——会厌软骨，当吞咽时，喉上升，会厌软骨正好遮住喉的入口，防止食物进入气管。若吃饭时随意说笑，会厌软骨来不及遮住喉的入口，食物误入气管，就会引起激烈的咳嗽。

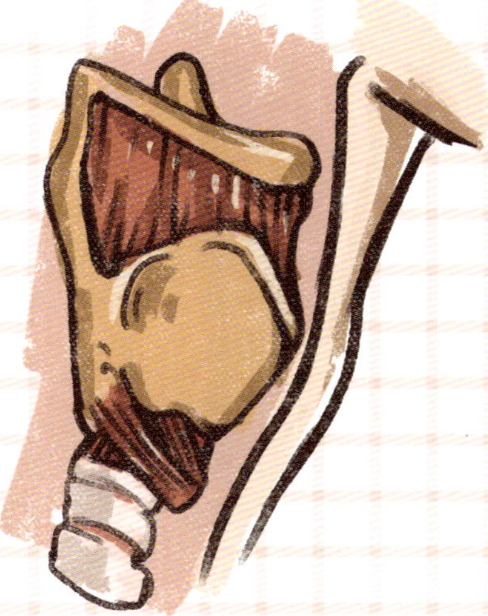

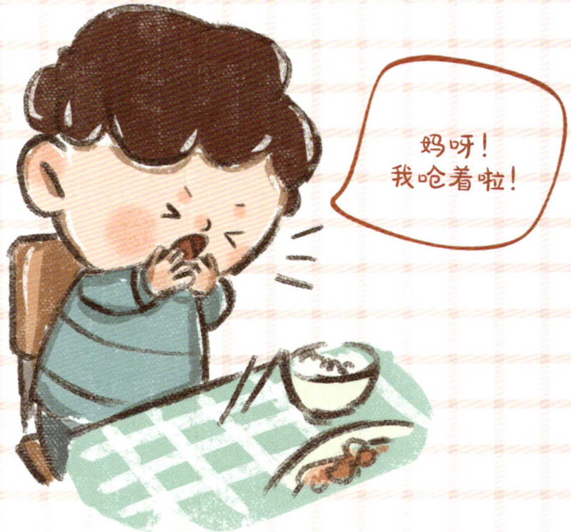


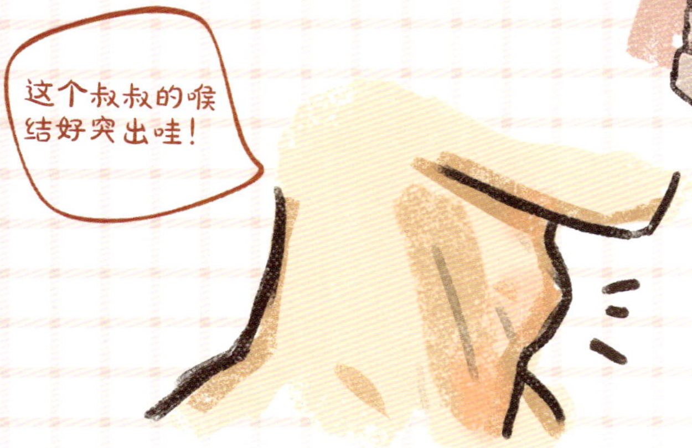


## 男孩脖子上长喉结

喉部，原本是呼吸器官的一部分，男孩女孩到了青春期的时候，喉部会随着发声器官的长大而逐渐变大。男孩子的嗓音也会发生变化，喉部的甲状软骨也开始凸显，被称为喉结。其实，女孩也有喉结，只是不像男孩那样突出明显罢了。

## 咽部是空气和食物的“加油站”

咽部有面积很大的黏膜，黏膜里有丰富的腺体，能够分泌大量的黏液。咽是经鼻腔之后对空气进行加工的另一个“处理站”，能使空气变得温暖、湿润和清洁。我们吃东西后，要靠咽部的肌肉收缩，才能将食物顺利咽下，为食物的下行“助力”。

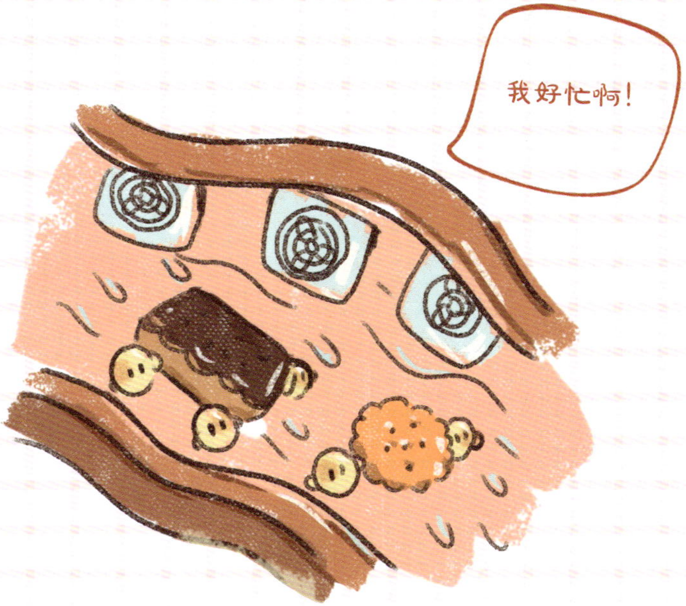
我好忙啊！

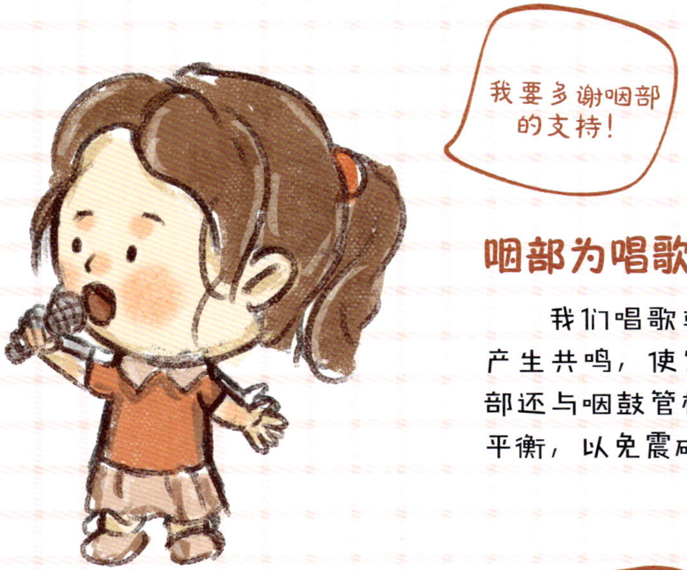
我要多谢咽部
的支持！

## 咽部为唱歌“加油”

我们唱歌或说话时，咽腔可以改变形状，产生共鸣，使发出的声音更加清晰、洪亮。咽部还与咽鼓管相通，保持中耳骨膜内外气压的平衡，以免震破鼓膜。

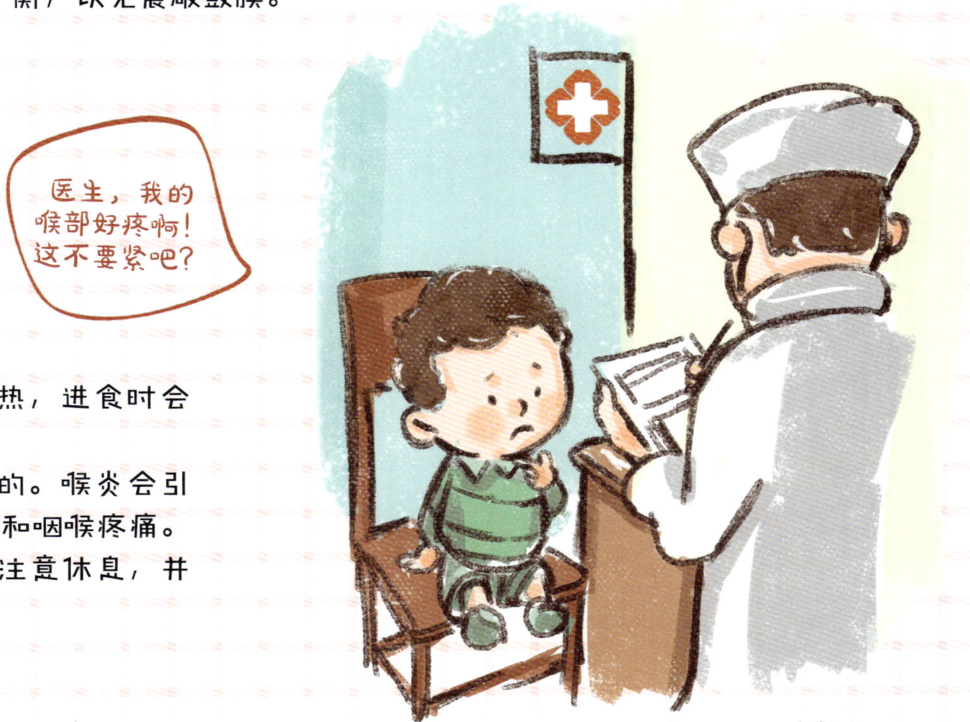
医生，我的
喉部好疼啊！
这不要紧吧？

## 咽炎与喉炎

咽和喉受到感染后，会发炎。

咽炎会引起咽喉的肿痛、发热，进食时会感到吞咽困难。

喉炎通常是由病毒感染引起的。喉炎会引起声音嘶哑和失声，还会伴有干咳和咽喉疼痛。

当咽炎和喉炎发生时，需要注意休息，并及时去看医生。

# 我像谁

小时候，我们长得像谁是不明显的。随着年龄的增长，像谁就十分突出了。你是像爸爸多点儿，还是像妈妈多点儿？这个问题就比较有意思了。

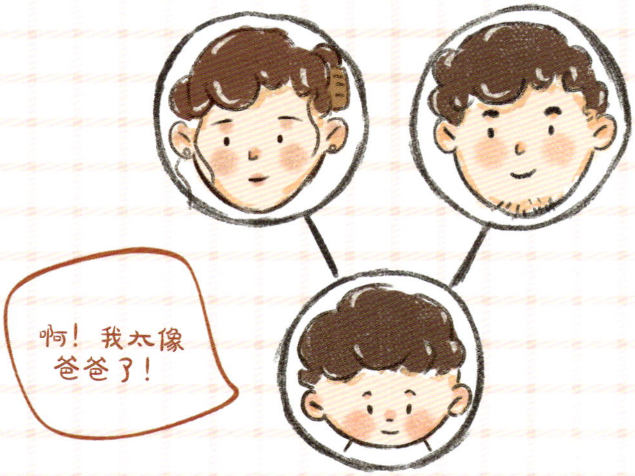


## 遗传

常言道“种瓜得瓜，种豆得豆”，说明生物具有产生与自己同一类生物相同特征的本能。不妨对着镜子看看自己，你会惊奇地发现，自己的五官有些地方像爸爸，有些地方又像妈妈。长大了有时候声音也很像他们。像这种由父母把长相、高矮、肤色、眼皮、耳垂和卷舌等各种特征传给下一代的现象，被称为遗传。这就是说，你继承了父母的一些身体上的特征。

找一找，自己的哪些地方跟父母相似。

## 变异

人们常说“一母生九子，九子各不同”，说明虽然是同一位母亲生的九个孩子，但这九个孩子也会各不相同，各有各的特点。在长相、高矮、肤色和其他特征上都不一样，这种现象被称为变异。这也说明，孩子跟父母在有些地方上会完全不同。

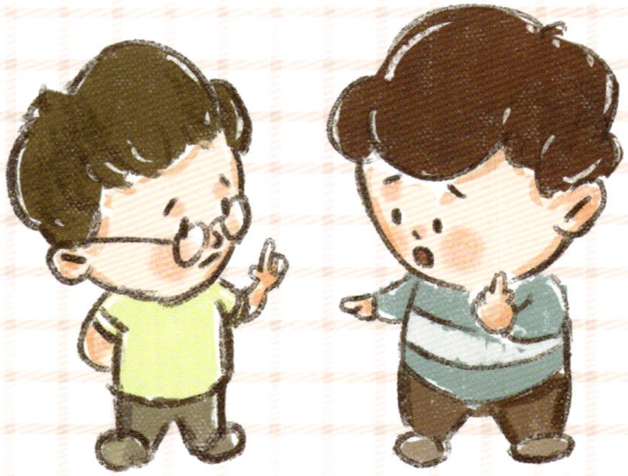

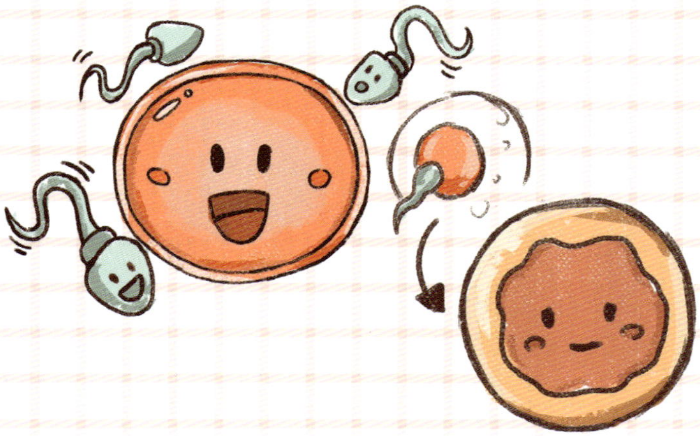

## 遗传物质是通过生殖细胞传递的

每一个人都是从一个受精卵发育而来的。受精卵是由精子和卵细胞融合而成的。精子来自父亲，卵细胞来自母亲。可见，遗传物质一部分来自父亲，一部分来自母亲。

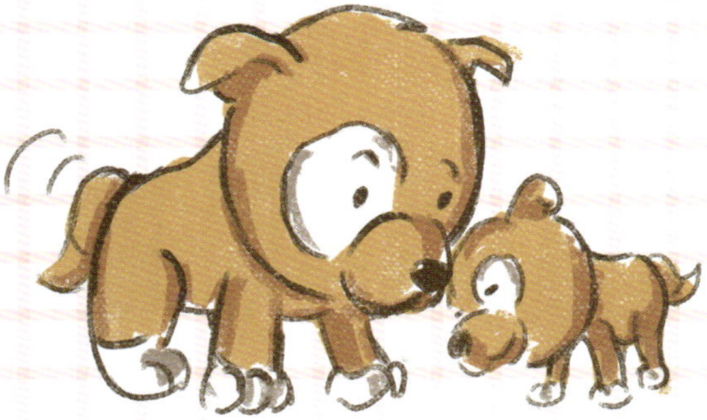

## 动植物的遗传与变异

有些人家里养狗，我们发现，狗妈妈生下的几个狗宝宝，有些地方像它的爸爸，有些地方像它的妈妈，这就是动物的遗传。再观察还可以发现，几个狗宝宝并不完全一样，这就是动物的变异。

植物也有这种现象。一棵果树上结的果子，有很多果子都相同，再仔细观察一下，每一个果子又不完全相同。这里也涉及遗传和变异的问题。

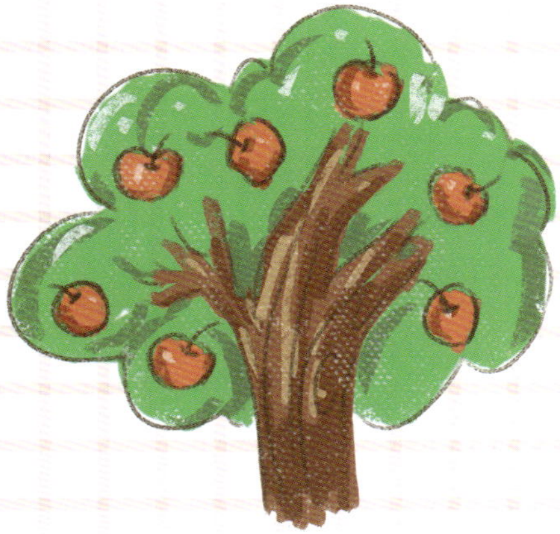

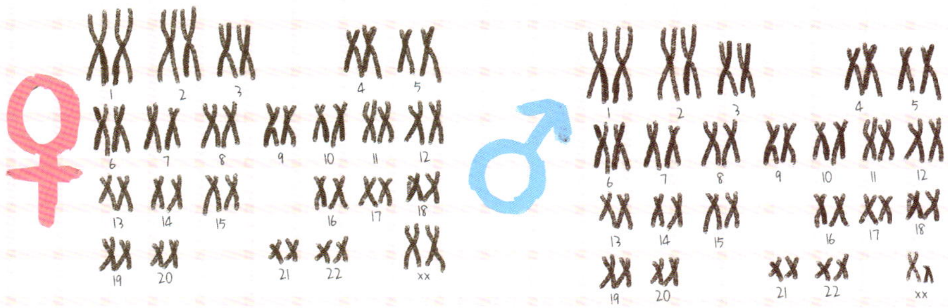

## 染色体

细胞核里有一些可以被碱性染料染色的物质，被称为染色体。每一种生物体细胞里的染色体都是相同的。人体的体细胞中染色体有 23 对。这些染色体一半来自父亲，一半来自母亲。就是父母将这些染色体遗传给了孩子。

## 生男生女的秘密

婴儿的性别是由一对性染色体决定的。决定性别的染色体叫性染色体。生殖细胞里的性染色体是体细胞中性染色体的一半。男性精子里的性染色体形态、大小不同，一条叫 X 染色体，一条叫 Y 染色体。女性卵细胞里的性染色体形态、大小相同，两条都一样，叫 X 染色体。

当父亲含有 X 染色体的精子跟母亲 X 染色体的卵细胞融合，受精卵的性染色体组合为 XX，则发育为女孩；当父亲含有 Y 染色体的精子跟母亲 X 染色体的卵细胞融合，受精卵的性染色体组合为 XY，则发育为男孩。

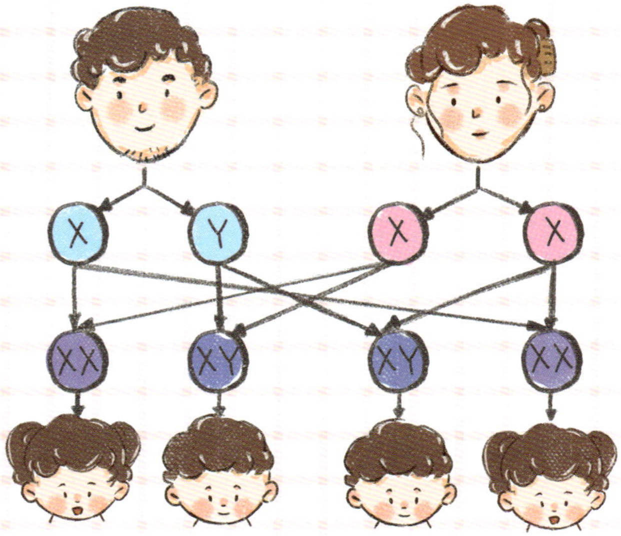

# 我的身体不能碰

身体是父母给我们的最宝贵的财富，我们要倍加珍惜，不能让人随便碰，更不能让身体受到任何伤害。

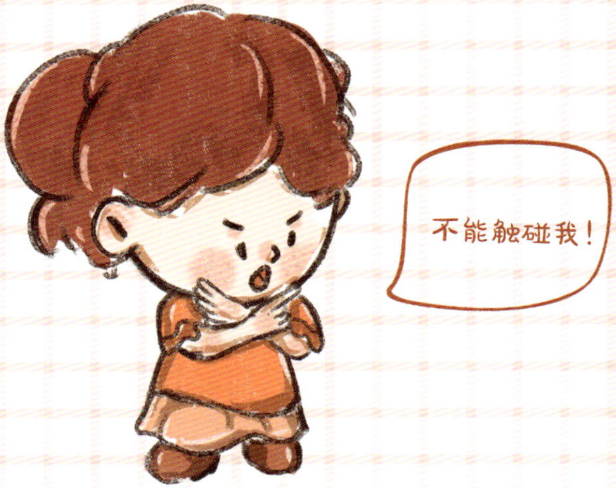


## 保护身体隐私部位

身体是父母给的，有些隐私部位除了父母之外，其他人都不能随意碰。乳房和生殖器是非常私密的部位，不能让异性看到。所以洗澡时男女要分开。身体的私处或者说是穿衣服的地方，不允许外人触碰，动了就要告诉父母，或者报警，对方是犯法的。

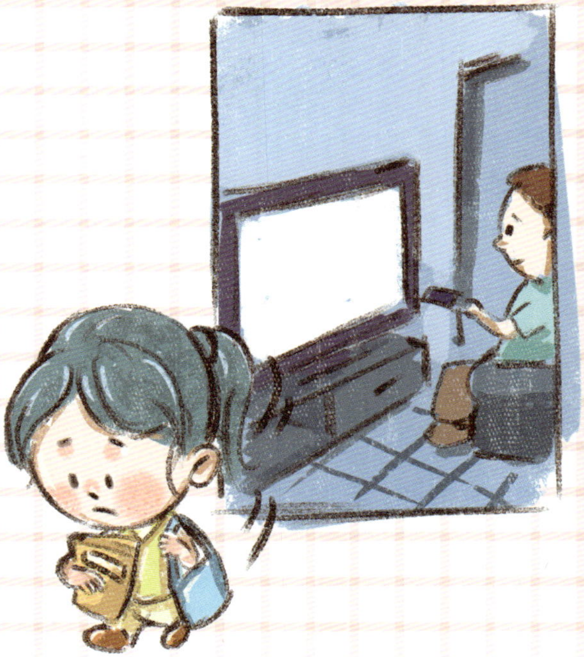

## 应对方法

不要让陌生人触摸自己的身体，以防自己受到伤害。

不要独自到别人家去玩，不要和陌生人单独待在一个房间。如果感觉不对，马上找借口离开。

即便是老师辅导自己功课，如果有身体上的接触，也应该警惕，找借口或说自己不舒服马上离开。

走到街上，不要搭理陌生人的询问，更不能接陌生人的小恩小惠，要有防范意识。

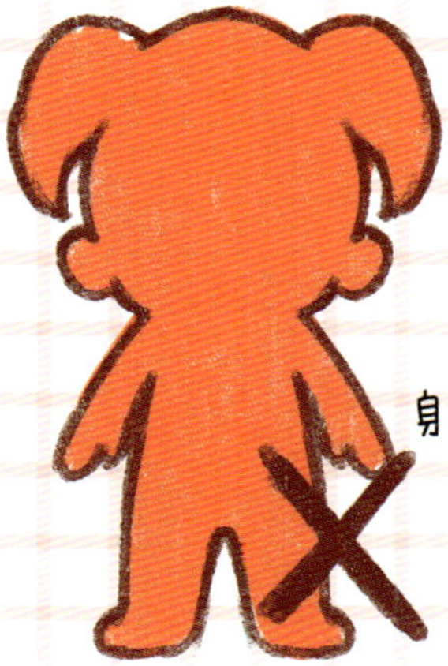


## 安全提个醒

尤其是女孩子，切记：身体不能让外人，尤其是陌生人碰或摸。

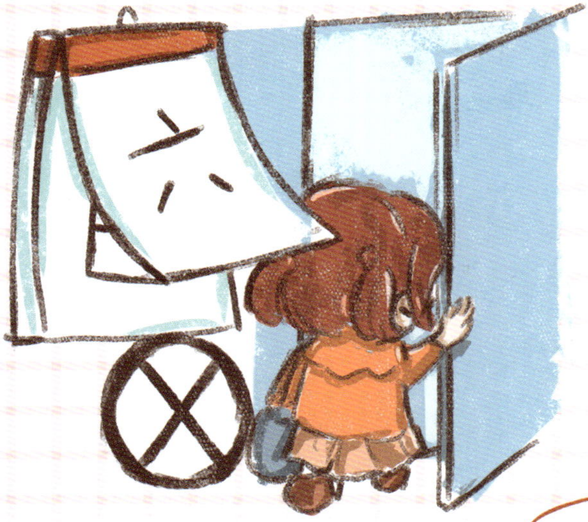


## 公交上警惕性骚扰

保护好自己的身体，是自己幸福生活的根本。

在公交车上，有些不法分子有意地靠近女性，尤其是节假日，车上人多拥挤，他们会有意接触女生的身体，这些都算是性骚扰。

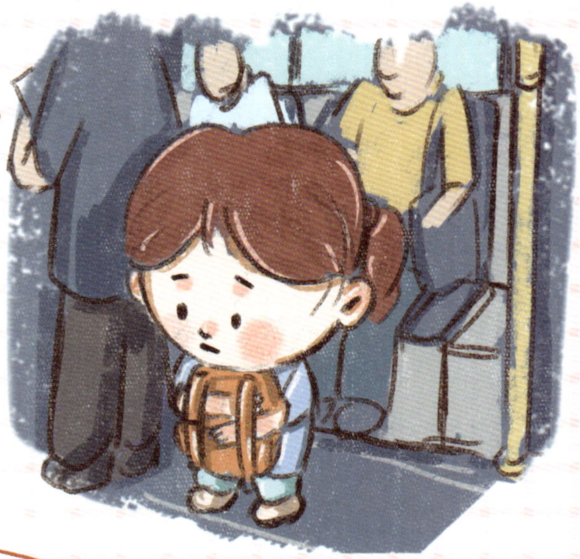


## 应对方法

在公交车上，最好找一个偏僻的地方站好或坐下。

女生最敏感的部位就是前胸、小腹，其次敏感的部位就是后背、屁股，可以侧身对着其他乘客。

如果你身上有书包或手包的话，可以把它放在前胸。

如果有人挤你的话，你就用胳膊肘稍微挡一下。这不是在伤害别人，而是在保护自己。

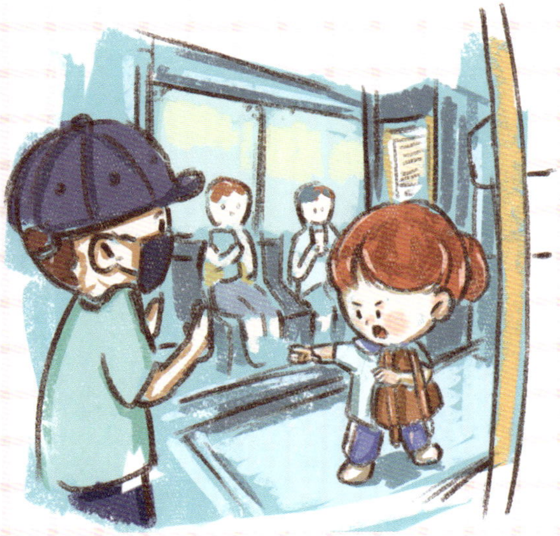


## 安全提个醒

在公交车上，当有人故意抚摸、碰撞你时，你应该大喊“请你自重”，以制止对方的动作、行为。

如果对方在你大声阻止他时还不停止的话，可以立即报警。